MIEUX SOIGNÉS DEMAIN !

Étienne Caniard

MIEUX SOIGNÉS DEMAIN !

Édition établie avec la collaboration d'Éric Favereau

COLLECTION **DOCUMENTS**
cherche midi

Merci à Éric Favereau qui a réalisé et structuré
les entretiens qui sont à l'origine de ce livre.

Direction d'ouvrage : Anne Botella

23, rue du Cherche-Midi
75006 Paris

Sommaire

Avant-propos

Nous vivons une période de rupture, une accélération de l'évolution du monde sans précédent, accélération qui nous fait perdre nos repères et douter des bénéfices du progrès. Nous sommes nombreux à avoir peur en avion, alors que c'est un mode de transport qui provoque 500 fois moins de décès par milliard de voyageurs-kilomètre que les deux-roues ! Depuis 1970, le trafic a été multiplié par dix, le nombre de morts divisés par deux[1] ! Nous sommes aussi trop nombreux à considérer que les mesures contraignantes pour améliorer la sécurité routière portent atteinte à nos libertés, alors que nous acceptons beaucoup plus facilement des dispositions restrictives pour lutter contre les menaces terroristes. Il ne s'agit pas ici de minimiser des dangers réels et préoccupants, mais plutôt de souligner les difficultés que nous éprouvons à objectiver les risques, à maîtriser nos peurs. Il n'y a jamais eu tant de gens qui se portent bien, jamais aussi peu de morts accidentelles !

1. « Malgré les accidents, voyager en avion est de plus en plus sûr », *Le Monde*, 25 mars 2015.

Hartmut Rosa [1], sociologue et philosophe allemand, explique que la nature même de la modernité repose sur l'accélération. Personne ne peut nier que le progrès technique permet de gagner du temps. Les déplacements sont de plus en plus rapides, les outils pour nous simplifier la vie, de plus en plus nombreux ; nous pouvons télécharger un livre volumineux en quelques instants, alors qu'il fallait autrefois des mois pour le recopier… Mais l'accélération des transports nous a conduits à habiter de plus en plus loin de notre lieu de travail, la complexité a envahi la maison (on y trouvait environ 400 objets en 1900, plus de 10 000 aujourd'hui). Ainsi, toutes les sociétés modernes sont caractérisées par une pénurie de temps.

Et pourtant l'accélération est moins le fruit des progrès de la technologie que la conséquence du besoin de croissance, parce que nous n'avons pas su adapter nos objectifs aux possibilités offertes par la technique. Le sociologue nous rappelle que la société moderne a besoin de la croissance, de l'accélération et de l'innovation… pour maintenir le *statu quo*. Or, l'enjeu n'est pas celui-ci mais bien l'invention d'une autre croissance, d'une façon de valoriser le temps différente, tout simplement.

Devant l'ampleur de ce défi, on peut comprendre que nous ayons du mal à assimiler les conséquences de l'évolution technologique que nous vivons. Est-ce une raison pour avoir peur du progrès, pour en faire l'objet de nos inquiétudes ? Ne vaudrait-il pas mieux s'emparer avec enthousiasme des perspectives offertes pour rendre le monde moins hostile, plus accueillant, plus amical ? Quel étonnement auraient suscité il y a peu encore nos

1. Hartmut Rosa, *Accélération. Une critique sociale du temps*, La Découverte, 2012.

interrogations de « riches » quant aux limites à poser à nos capacités de soins, alors que nous étions encore impuissants devant la plupart des pathologies il y a quelques décennies ? Loin de moi l'idée de négliger les réflexions éthiques, mais devons-nous nous complaire dans la noirceur alors que ces interrogations sont le fruit du progrès ? Faut-il oublier que le questionnement au sujet de la limite d'âge pour entreprendre une grossesse n'est qu'une facette du progrès qui a permis à d'innombrables femmes de donner la vie en toute sécurité ?

Nos difficultés proviennent également du fait que les questions sur l'utilisation du progrès ne peuvent trouver de réponses dans le cadre d'institutions bâties pour un autre monde. J'intervenais récemment dans un colloque où l'on me demandait s'il fallait mettre en place une autorité de régulation du numérique. Cette question est incongrue. La valeur ajoutée des outils numériques est le produit de l'usage créé par les utilisateurs – bien souvent très différent de celui qu'avaient imaginé leurs concepteurs. Comment prétendre réguler des usages sans être liberticide et sans brimer les capacités créatives ? Nous avons besoin de lieux de débat sur les conditions d'utilisation du progrès, pas d'illusoires interdits qui n'ont d'autre utilité que de nous rassurer… tout en entretenant nos peurs.

Le progrès est là. Il existe. La rupture est brutale, car jamais dans l'histoire de l'humanité le progrès et sa diffusion n'ont été aussi rapides. Il faut nous habituer à apprivoiser un temps qui nous échappe. Qui aurait pu imaginer la vitesse des transactions financières, quelques microsecondes, et les manipulations de marché qu'elle permet ? Qui pouvait concevoir qu'en 2011 la durée moyenne de détention d'une action américaine serait de vingt-deux secondes[1] ? Ces exemples effraient ; ils sont pourtant le produit des mêmes gigantesques capacités de calcul... qui ont permis les formidables progrès de la génétique.

Nous le voyons, les questions posées par le progrès sont légion. En avoir peur, les fuir, est-ce préférable au débat ? Se lamenter sur l'incapacité des politiques à agir n'a jamais aidé à faire émerger des solutions. Se reconnaître dans Singapour avec une carte du XIXe siècle n'effleurerait l'esprit de quiconque. On commet pourtant une erreur du même type lorsqu'on ignore les possibilités de calcul, la rapidité de transmission des informations, l'interconnexion des réseaux et que l'on veut résoudre les questions qui nous assaillent avec les outils d'hier. Si le numérique n'est pas en lui-même un outil démocratique, il déplace le centre de gravité des lieux de pouvoir et crée des phénomènes d'autorégulation que nul n'imaginait. Les contre-pouvoirs émergent, des voix se font entendre. Le « Printemps arabe » de 2011, qui a été qualifié de « révolution 2.0 », aurait-il eu lieu sans les réseaux sociaux ? Comment ne pas y puiser une énergie, un optimisme pour construire le monde de demain ?

Les professionnels de santé, médecins, infirmières, kinésithérapeutes, orthophonistes n'ont pas choisi leur métier par hasard : soigner, soulager, rassurer, accompagner, quelles plus belles missions ? Mais l'inorganisation, le sentiment de ne pas pouvoir exercer leur métier comme ils aimeraient le faire entretiennent un mal-être qui se manifeste dans des revendications tarifaires qui ne sont pas la

---

1. David Pellecuer, « Faut-il avoir peur du trading à haute fréquence ? », Trendsetter.fr, 2012.

bonne réponse. Bien sûr, certains professionnels devraient être mieux rémunérés : d'abord, les soignants non médecins ; et, parmi les médecins, ceux qui ne font pas d'actes techniques, les généralistes en premier lieu. Mais autant que le niveau, c'est le mode de rémunération qui a entretenu le sentiment, inexact, d'un blocage des revenus et a généré, par des stratégies de contournement, une très forte hétérogénéité que rien ne justifie.

Comment sortir du piège dans lequel nous nous sommes enfermés ? Les médecins considèrent qu'ils doivent être mieux payés parce qu'ils ont fait de longues études ; on leur rétorque que ces études ont été prises en charge par la société, ce qui est vrai mais est... inaudible par les médecins.

Prenons du recul pour trouver des solutions, un bon équilibre entre rémunération des professionnels, réponse aux besoins des patients, amélioration des conditions d'exercice, gestion des carrières, organisation des études. C'est la seule façon de sortir d'un cercle vicieux qui nous ramène au poujadisme des années 1950 ! Mais nous manquons de lieux pour poser ces questions, pour organiser des débats qui doivent s'inscrire dans le temps long, qui est de moins en moins celui du politique. Les visions à court terme conduisent à se réfugier derrière des certitudes.

On a besoin de se rassurer entre soi, dans sa corporation, dans son institution : les propos nostalgiques deviennent le ciment identitaire. Personne n'y échappe. La défiance vis-à-vis des institutions en est le reflet. Et pourtant on n'a jamais autant attendu d'elles. En réalité, nous en attendons autant que nous nous en méfions. Pourquoi ? Parce que tout le monde perçoit l'écart croissant entre les institutions elles-mêmes et leur finalité, leur raison d'être. La machine tourne à vide.

Vision de long terme, confiance dans les acteurs, développement du débat public, nouveau rôle pour l'État : les conditions pour lever les blocages sont communes à bien des sujets. Les exemples que je cite dans ce livre le démontrent. Dans tous ces domaines, même si les obstacles à franchir sont nombreux, les raisons d'être optimiste le sont plus encore.

1

Hasards, rencontres, handicap… Et l'avenir ?

J'ai toujours été fasciné par les arbres, leur beauté, leur longévité, leur diversité. Enfant, je rêvais d'être garde forestier. Mais une vie, c'est une construction faite de hasards, de rencontres, d'opportunités. Une construction dont le plan conserve l'empreinte des valeurs transmises par nos parents.

Comment suis-je devenu inspecteur des impôts ? Comment bascule-t-on ensuite vers le monde de la santé et de la protection sociale ? Peut-être parce que la fiscalité comme la solidarité face à la maladie sont au cœur du vivre-ensemble : l'une comme l'autre sont indispensables à la cohésion sociale. J'aime l'idée de l'impôt, de la mise en commun, du partage ; et, pour les mêmes raisons de solidarité, le monde de la santé, de la justice. Mais toujours au fil du hasard, au gré des rencontres.

Je suis issu d'un milieu modeste. Mes parents avaient compris la chance que représentait l'éducation publique et gratuite. Maman faisait partie de ces mères qui savent concilier amour inconditionnel et exigence vis-à-vis de leurs enfants. C'est ainsi que mes frères et moi avons eu la chance d'étudier, au prix de sacrifices faits par mes parents et dont, alors, je ne mesurais pas l'ampleur. Ma mère ne lira malheureusement jamais ce livre.

Mes deux grands-pères étaient gendarmes ; l'un était responsable d'un réseau de résistance pendant la guerre, l'autre non – une famille représentative de la France partagée. Mon père a été actif très jeune dans les réseaux. Au cours de mes premières années, je jouais avec des médailles rangées dans les boîtes avec nos jouets, sans savoir ce qu'elles représentaient. Je n'ai appris l'engagement de mon père dans la Résistance que lorsque je suis devenu adulte… Sa modestie n'est pas la seule cause de sa discrétion.

Vécue de l'intérieur, la Résistance ne ressemble pas exactement à l'histoire que l'on reconstruit aujourd'hui pour oublier les lâchetés quotidiennes commises pendant l'Occupation. Elle a aussi sa part de compromissions, de trahisons, de règlements de comptes. Mon père garde de son expérience une haine de la guerre et surtout des dérives qu'elle génère. Car si l'on parle souvent des attitudes exemplaires, le versant sombre des comportements humains y fut lui aussi exacerbé. Mon père me répète que son entrée dans la Résistance n'était pas un acte héroïque mais un choix de gamin, le fruit du hasard. Il avait 16 ans à l'époque.

Les circonstances font souvent les hommes ; nos parcours doivent beaucoup au hasard. Je tiens peut-être inconsciemment cette conviction de mon père.

Un parcours fait de hasards

Mes premiers engagements datent du lycée. Après Mai 68, la « participation » était dans l'air, et les lycéens ont pu élire leurs représentants au conseil d'administration de leur établissement. Je n'étais pas particulièrement militant, mais, lors d'une assemblée générale – que j'avais quittée avant la fin et qui a vu s'affronter les tendances rivales des CAL (comités d'action lycéens) –, mon nom a été proposé et j'ai été élu... sans être candidat et sans le savoir. Premier hasard.

Deuxième hasard, je rencontre Jacques Fournier, parent d'élève, qui deviendra ensuite secrétaire général du gouvernement et patron de la SNCF. Il me donne goût à la vie publique. Jacques me fait rencontrer des responsables du Ceres, l'aile gauche du Parti socialiste de l'époque, et j'ai la chance de participer à des groupes de travail et de réflexion économiques, ce qui me fait mieux connaître la protection sociale et les prélèvements obligatoires. Entre-temps, je passe le concours d'inspecteur des impôts, ce qui me permet d'être immédiatement rémunéré.

Vient ensuite le service militaire. Lors des « trois jours », les divers tests avant l'incorporation révèlent que je souffre d'une légère perte auditive à droite. Le médecin m'envoie à l'hôpital militaire de Versailles. J'y vois un ORL qui m'examine à peine et me dit : « Vous avez ou trop chassé, ou trop fréquenté les boîtes de nuit... » Je n'avais mis qu'une fois les pieds en discothèque et jamais touché un fusil. Il n'en a rien cru, s'est tourné vers son assistante et lui a demandé :

« Qu'avons-nous fait des précédents ?

– Ajournés.

– Alors celui-là le fera ! »

Ce n'était pas le meilleur moyen de devenir militariste, même si j'ai découvert, cette année-là, des personnalités particulièrement attachantes. Néanmoins, la baisse d'audition décelée devait être explorée plus avant.

Et le handicap survint…

Arrivé à Clermont-Ferrand, à l'École nationale des impôts, je consulte un ORL. En l'absence d'explications, il me prescrit une radio avec une injection de produit huileux – pas de scanner, encore moins d'IRM alors –, qui permet de détecter un neurinome[1] de 5 centimètres qu'il faut enlever d'urgence. Opération lourde et délicate, mais couronnée de succès – nous y reviendrons, parce que les neurinomes joueront un rôle important dans ma vie, et pas uniquement négatif !

L'année passée en Auvergne à apprendre la fiscalité me fait aussi découvrir la mutualité ; j'y fais la connaissance de Jean-Pierre Davant, déjà responsable mutualiste et également inspecteur-élève des impôts, qui me propulse à la tête de la section de l'école d'une des mutuelles de la Direction générale des impôts. Me voici désigné par surprise, comme autrefois au conseil d'administration de mon lycée ! Année heureuse : la fiscalité est intéressante, les débats sur la mutualité passionnants, la vie étudiante clermontoise animée, et le parc des volcans se révèle un merveilleux cadre de balades.

1. Un neurinome est une tumeur nerveuse bénigne (non cancéreuse), développée à partir des cellules de Schwann, qui sont à l'origine de la gaine de myéline entourant les axones d'un nerf ; le neurinome le plus fréquent est celui de l'acoustique, qui entraîne une perte d'audition.

Je suis ensuite nommé vérificateur à Paris, mais très vite Jean-Pierre – entre-temps devenu président de notre mutuelle – me propose de le rejoindre dans son équipe. Cette nouvelle « aventure » m'apparaît comme une courte parenthèse, une sorte de prolongation d'une période intermédiaire entre les études et le vrai boulot. Je n'hésite pas un instant. Me voilà parti pour quelques années exaltantes, à la découverte d'un militantisme qui me convient bien, mêlant valeurs et pragmatisme, un intérêt grandissant pour les enjeux de la protection sociale, et surtout la rencontre de personnalités hors du commun, comme Jacques Roché, Pierre Della ou Jean Filhol, de grands fonctionnaires à la carrière exemplaire, des hommes d'engagement qui m'ont enseigné la rigueur et l'exigence.

Au moment prévu pour mon retour dans l'administration, Jean-Pierre Davant – qui vient d'être élu à la présidence de la Mutualité de la fonction publique – crée la Fondation de l'avenir pour la recherche médicale appliquée avec quelques grands médecins de la clinique de la Porte de Choisy, clinique gérée par les mutuelles de la fonction publique. Il me propose de l'épauler dans cette tâche, et mon administration accepte de me laisser à la disposition de la Mutualité pour relever ce nouveau défi.

Mes premiers pas dans la santé par la Fondation

Comme la plupart des bonnes idées, la Fondation est née d'un constat simple. La clinique médico-chirurgicale de la Porte de Choisy (ancêtre de l'actuel Institut mutualiste Montsouris) était un établissement hospitalier de renom dans lequel l'innovation était à l'honneur. De grands chirurgiens y exerçaient : François Dubois y développa la cholécystectomie[1] cœlioscopique, une forme de cœliochirurgie qui bouleversa la chirurgie digestive ; Jean-Marie Brisset, à l'origine des progrès de la lithotritie extracorporelle pour éliminer les calculs rénaux par le biais d'ondes de choc ; Jacques Aigueperse, l'un des pionniers de la circulation extracorporelle, qui, en dérivant la circulation sanguine à l'extérieur du corps, a permis le développement de la chirurgie cardiaque ; et bien sûr Émile Letournel, chirurgien orthopédique, surtout connu pour avoir « réparé » des pilotes automobiles, dont Jacques Laffite, et par ailleurs spécialiste mondial des fractures du cotyle.

Ces grands professionnels considéraient que la recherche clinique était négligée en France, à la différence de ce qui se passait aux États-Unis, où existaient de grands centres de recherche au sein d'établissements de soins, comme la Cleveland Clinic Foundation. C'est ainsi qu'est née la Fondation de l'Avenir, l'une des premières consacrées à la recherche appliquée en France, dont je préside encore le conseil de surveillance. Ce fut ma première vraie incursion dans le domaine de la santé, non préméditée ni réfléchie, mais produit des circonstances et de la complémentarité qui existait entre Jean-Pierre Davant et moi-même. Lui aime bousculer les choses, innover plus que gérer – plutôt « bulldozer » éliminant les obstacles –, et moi remettre le terrain en état après son passage – plutôt « jardinier ».

Je continue d'exercer diverses responsabilités dans la Mutualité. Un rapport commandé par Claude Évin, alors ministre de la Santé, préconise le développement de l'évaluation médicale et conduit, en 1989, à la création

1. Acte chirurgical consistant à ôter la vésicule biliaire.

de l'Agence nationale pour le développement de l'évaluation médicale (Andem). La Mutualité française est sollicitée pour y désigner un représentant, et René Teulade propose mon nom.

C'est le début d'une autre aventure, puisque j'aurai, à partir de 1989, la chance de suivre l'évolution de l'évaluation médicale jusqu'en 2010, siégeant après l'Andem à l'Anaes (Agence nationale d'accréditation et d'évaluation en santé), qui lui a succédé, avant d'être nommé membre du collège de la Haute Autorité de santé (HAS) lors de sa création. C'est encore l'occasion de nouvelles rencontres : Yves Matillon, qui incarne l'évaluation médicale puis, peut-être à cause de son parcours, devient la référence en matière de coopérations professionnelles ; Joël Ménard, spécialiste mondial de l'hypertension, premier président du conseil scientifique de l'Andem, mon modèle de rigueur, de détermination et d'honnêteté intellectuelle. Il sera directeur général de la Santé.

La santé publique par la voie du Haut Comité

Et là encore, le hasard... Cette nomination au Haut Comité de la santé publique a été un rendez-vous avec la chance. En effet, en 1991, Bruno Durieux, alors ministre délégué à la Santé, invite René Teulade, président de la Mutualité française, à déjeuner pour parler d'évaluation. Le président, qui aime pouvoir s'appuyer sur des exemples et sait qu'à la Fondation de l'Avenir nous développons les premières conférences de consensus, me propose de l'accompagner.

Quelques mois après, Bruno Durieux décide de créer le Haut Comité de la santé publique (HCSP), à la demande de ceux que l'on appelait alors « les Cinq Sages » : les professeurs Maurice Tubiana, Claude Got, François Grémy, Gérard Dubois et Albert Hirsch. Ce Haut Comité va se constituer autour d'eux, mais Bruno Durieux souhaite la présence d'un ou deux « Candide » pour éviter les débats entre spécialistes et bénéficier de regards différents. Ce sont sans doute les prémices d'une évolution qui va donner une place aux « usagers » dans le monde de la santé.

Ainsi, me voilà membre du premier HCSP – à coup sûr le seul dont aucun des autres n'ait jamais entendu parler… Le secrétariat général était assuré par la Direction générale de la santé. Jean-François Girard, qui en était le directeur, s'est beaucoup investi dans le développement de ce nouvel organisme. Je le connaissais un peu, il me faisait confiance. Afin d'éviter les rivalités et de favoriser l'émergence de solutions constructives, il a pensé que ma présence au bureau du HCSP serait utile. Je me suis donc présenté. Mon anonymat a été mon plus grand atout. J'ai été élu devant d'illustres représentants de la médecine française, et j'ai travaillé assidûment avec Guy Nicolas, vice-président.

Je découvre alors et apprends énormément : la santé publique, bien sûr… mais aussi l'art de la négociation. J'accompagne les « Cinq Sages » à Matignon pour essayer de trouver une issue au conflit à propos de la publicité sur le tabac en formule 1, lequel menace le Grand Prix de France, qui doit se dérouler peu après à Magny-Cours.

J'apprends beaucoup lors de ces longues heures de tractations, dont je sors heureux : le Grand Prix aura lieu, grâce à un compromis acceptable sur la publicité et un financement de 500 millions de francs destiné à un Fonds d'intervention en santé publique… qui se transformera en Réseau national de santé publique puis en 1998 en

Institut national de la veille sanitaire. Peu se souviennent aujourd'hui de la petite histoire de ces structures !

Toutes les rencontres que j'ai pu faire dans cette fonction m'ont conforté dans l'idée qu'il nous fallait absolument partager davantage la richesse des réflexions des uns et des autres, les expériences, les points de vue.

Les rencontres auront été déterminantes pour mon parcours. Elles m'ont permis de découvrir des personnalités exceptionnelles qui toutes m'ont beaucoup donné et beaucoup appris. Des exemples, des modèles, il y en a eu beaucoup : Jean de Kervasdoué, Marc Danzon, Bernard Guiraud-Chaumeil, Didier Sicard, Bernard Glorion. Mais j'ai aussi beaucoup appris au contact quotidien des malades, des aides-soignants, infirmières, orthophonistes, médecins généralistes, tous dévoués à leurs patients, capables de déployer des trésors d'ingéniosité pour contourner les obstacles et apporter soins et réconfort.

Je n'en ai cité que certaines, d'autres plus importantes encore pour moi sont absentes, par pudeur ou discrétion. Ces rencontres ont changé ma vie, comme ces milliers de militants mutualistes que j'ai eu la chance de côtoyer, de tous horizons, de toutes professions, de toutes opinions mais qui, tous, ont choisi l'efficacité discrète des actions concrètes, la mise en œuvre de valeurs qui ne sont jamais mieux défendues que par l'exemple.

Et le handicap se confirme…

Après l'ablation du neurinome découvert à l'occasion de mon service militaire, début 1977, j'ai dû m'habituer à vivre avec une seule oreille, ayant perdu toute audition du côté droit. Avec le recul et l'acceptation, cela m'apparaît comme une chance : lorsqu'on souffre d'une mauvaise audition, il faut travailler beaucoup plus, car l'écoute n'est plus automatique. On risque de laisser passer des informations, il faut davantage préparer les réunions, ne pas faire deux choses à la fois, etc.

Mon handicap était relatif : j'avais perdu une oreille. Avec une oreille, on vit bien ; simplement, on entend moins sans perception bilatérale, et la surdité unilatérale n'est pas pratique, par exemple pour les voisins de table ou de bureau placés du « mauvais côté ». On ne reçoit plus aucune information sur l'origine spatiale des bruits. Pour traverser une rue, il faut vite intégrer que même si le bruit vient de la gauche la voiture peut arriver de l'autre côté – c'est la première chose que j'aie dû assimiler après mon opération pour éviter de me faire écraser ! Mais c'est aussi le cas en réunion. Quelqu'un parle, mais où est-il ?

Il faut donc utiliser nos autres ressources, nos autres sens. Cela demande beaucoup d'attention ; l'écoute distraite, qui nous repose parfois, est désormais interdite. Mal entendre exige aussi un besoin de concentration beaucoup plus important ; de la fatigue donc, mais également une réelle présence, une attention aux autres imposée et qui finalement se transforme en atout. Cela oblige encore à préparer toutes les réunions, à en connaître les participants – rien de plus difficile que de saisir un nom propre sans aucun repère, un sigle, etc. J'ai donc pris l'habitude de bien préparer les réunions, ce qui m'a toujours donné un avantage, le handicap du manque de préparation étant pour les autres !

En avril 2005, quelques mois après le début de mon mandat à la HAS, un second neurinome est découvert. Évidemment, perdre une oreille lorsqu'on en a deux, ce n'est pas la même chose que de risquer la perte de la seule qui nous reste. Décider d'une stratégie thérapeutique devient alors crucial. La chirurgie n'est pas d'actualité dans l'immédiat : le neurinome est petit, les ORL me recommandent donc d'attendre, de surveiller l'évolution de la tumeur pour décider d'une éventuelle intervention dont le risque est bien sûr la perte totale d'audition.

Il existe heureusement une nouvelle technique, le GammaKnife, qui utilise les rayons gamma, née des progrès de l'imagerie et de l'informatique ainsi que de la précision des visées stéréotaxiques. Des rayons gamma sont émis par de nombreuses sources de cobalt 60, et focalisés sur une cible extrêmement précise, multipliant les points d'entrée pour concentrer l'action sur la tumeur, qui peut recevoir une dose 1 000 fois plus importante que les tissus plus éloignés de la cible, ainsi préservés. Ses défenseurs n'y voient que des avantages, ses détracteurs des risques considérables.

Les avis sont très divergents, opposés même. Je me dis que le plus raisonnable est d'attendre, mais le GammaKnife semble d'autant plus efficace que l'intervention est précoce. Débute alors une année de tergiversations, pendant laquelle j'entends les avis les plus contraires, accompagnés pour certains – heureusement rares, mais comment faire le tri... – d'absurdités scientifiques. Reflets des conflits corporatistes, ces échos m'apprennent qu'en situation d'incertitude les opinions prennent, hélas, souvent le pas sur les données objectives. C'est finalement l'éternel débat devant l'innovation qui dérange et fait peur, innovation sur laquelle on ne peut porter un jugement qu'avec le recul, alors que pour le malade la décision doit être prise maintenant. Dans une grande solitude.

C'est ce qui m'a toujours conduit à contester une vision de la codécision entre patient et médecin... limitée aux décisions difficiles pour ce dernier. Telle que nous l'avons promue lors des États généraux de la santé et des débats autour de la loi sur les droits des personnes malades, la codécision n'est pas un transfert de la décision vers le patient. Lorsque la prise de position est difficile, que des alternatives existent, le médecin doit essayer de prendre en compte les attentes de son patient au moins autant que d'obéir à ses convictions personnelles. Il doit lui donner des outils d'aide à la décision, lui exposer les diverses possibilités le plus objectivement possible, et surtout ne pas le laisser seul.

Cette expérience m'a marqué. J'étais évidemment très privilégié, bénéficiant des avis de mon environnement immédiat à la HAS – Bernard Guiraud-Chaumeil, Laurent Degos. Pourtant, j'ai eu beaucoup de mal à faire un choix. J'imagine les difficultés de toutes celles et tous ceux qui n'ont pas la chance de bénéficier d'un tel entourage...

Les échanges entre disciplines « rivales » sont encore rarissimes ; pourtant, ce dont aurait besoin le malade, ce n'est pas d'avis séparés – tous aussi convaincants que contradictoires –, mais bien de consultations pluridisciplinaires au cours desquelles il pourrait poser les mêmes questions à l'ensemble des soignants pour que les réponses puissent être discutées, confrontées. Cependant, n'oublions pas que ces difficultés sont, elles aussi, le fruit du progrès médical.

Garder espoir et confiance

Né vingt ans plus tôt, je n'aurais probablement pas atteint la trentaine. J'ai pourtant pu vivre presque normalement, exercer des responsabilités et, grâce aux spectaculaires progrès médicaux, conserver un minimum d'audition sur ma dernière oreille. Aujourd'hui, il est possible de garder une audition bilatérale malgré un neurinome. Une pathologie d'abord mortelle, puis gravement invalidante ne provoque plus qu'un déficit sensoriel certes gênant, mais finalement très supportable.

La surdité occupe une place particulière dans notre société. Très liée à l'âge dans l'imaginaire collectif, elle ne se voit pas tout de suite. Mais la surdité handicape autant celui qui vous parle, qui doit faire des efforts, articuler mieux, parler plus lentement et plus fort que celui qui la subit. Le handicap est ainsi partagé. C'est à notre interlocuteur de s'adapter par une diction mieux articulée, une élocution plus lente, efforts extrêmement difficiles à soutenir sur la durée. On transfère donc les conséquences de son handicap sur l'autre.

Être sourd, ce n'est pas simplement moins entendre, comme lorsqu'on baisse le son : le niveau sonore est beaucoup plus fort pour certains sons, pour d'autres pas ; on perçoit un bruit sans comprendre ce qu'il est. L'inconfort est terrible, parfois douloureux dans certains environnements bruyants… S'y ajoutent, notamment pour une pathologie comme la mienne, des problèmes d'équilibre, en raison d'une atteinte non seulement du nerf auditif, mais aussi du nerf vestibulaire. J'explique souvent que les efforts pour comprendre s'exercent toujours au détriment d'autre chose : de l'assimilation d'un raisonnement complexe, par exemple, qui s'accommode mal d'une perception parcellaire, ou encore de la capacité de mémorisation…

Mais, finalement, un handicap apprend beaucoup. Nous pourrions aussi apprendre sans handicap si nous prenions la peine d'essayer de comprendre ce que ressent celle ou celui qui vit avec une déficience, qu'elle soit motrice ou sensorielle. La Mutualité développe ainsi des plateformes de détection et de prévention des troubles sensoriels dans lesquelles on propose à la famille – aux proches de quelqu'un qui vit avec une DMLA[1], par exemple – d'être immergée dans les mêmes conditions que le patient et d'essayer d'effectuer ainsi quelques actes de la vie courante. C'est une prise de conscience du handicap souvent brutale, voire violente, mais qui évite bien des malentendus ultérieurs, bien des incompréhensions, et permet de ressentir soi-même ce qui est souvent impossible à expliquer.

Si je n'avais pas été membre du collège de la HAS puis patron de la Mutualité française, aurais-je pu continuer mon activité professionnelle ? Probablement non. Quand j'ai quitté la HAS, je me suis interrogé pour savoir si j'étais capable de remplir le mandat exigeant de président de la Mutualité française. La difficulté est de faire la part entre les efforts que cela vous demande, qui ne regardent finalement que vous, et le risque de mettre l'institution que vous dirigez en situation de faiblesse. J'ai demandé à très peu de monde – trois personnes – d'avoir la franchise de me prévenir si cela devenait le cas. Personne ne l'a fait, mais je sais que j'ai aujourd'hui atteint mes limites, au moins dans l'exercice de responsabilités publiques. J'espère simplement, à la fin de cette merveilleuse aventure, avoir rempli ma mission correctement et contribué un peu à faire mieux comprendre le handicap.

J'ai longtemps hésité avant de raconter cette aventure. Certains seront peut-être surpris en découvrant que je n'ai pas toujours compris ce qu'ils me disaient. Mais la chance dont j'ai bénéficié de pouvoir continuer à exercer

1. Dégénérescence maculaire liée à l'âge.

des responsabilités m'imposait le devoir de raconter cette histoire qui a, bien sûr, influencé ma vision du système de santé et de protection sociale, nous le verrons dans les chapitres à venir.

Rester optimiste

Optimiste, je le suis. Et d'abord en réaction. Une réaction première, un peu personnelle, liée à l'observation de gens de mon âge, pas tous heureusement. Nous vieillissons, et pour une grande partie d'entre nous la tentation est forte de confondre la vision de la société avec la vision de notre vie. Cela conduit certains à tenir des discours du type « C'était mieux avant, on est dans une société en déclin, plus rien ne marche ». Des propos tellement inspirés par une nostalgie de notre jeunesse passée... et si éloignés de la réalité.

Quel paradoxe ! Cette attitude est celle d'une génération qui a eu toutes les chances ; ceux qui comme moi ont le privilège d'exercer des responsabilités y ont souvent accédé jeunes et les ont trop longtemps confisquées. Et derrière, il y a des générations qui cumulent les difficultés : logement, emploi, etc. Si les progrès de l'espérance de vie doivent permettre aux septuagénaires, voire octogénaires de jouer un rôle actif dans la société, il faut cependant qu'ils acceptent de renoncer à leur pouvoir : l'avenir ne leur appartient plus.

Affirmer que « c'était mieux avant » est un contresens, comme le démontrent la plupart des indicateurs – à l'exception de certaines inégalités. Mais globalement, sur le long terme, même les inégalités ont tendance à diminuer, la mortalité décroît comme la morbidité, la lutte contre la famine gagne du terrain. Tous ces éléments devraient conduire à l'optimisme. Or, en dépit de cette réalité, les sondages démontrent que les Français sont les plus pessimistes parmi les pays développés : 76 %[1] d'entre eux pensent que les prochaines générations vivront moins bien qu'aujourd'hui, pourcentage beaucoup plus élevé que dans les autres pays.

Regardons la situation sans *a priori*. Bien sûr, l'augmentation de certaines inégalités sectorielles doit nous préoccuper, mais nous sommes dans une société qui ne régresse ni ne recule. Et si l'on observe la rapidité du progrès médical, technologique, les opportunités offertes par la révolution numérique, comment ne pas voir que nous avons à notre disposition des outils qui pourront considérablement améliorer notre vie ? La question qui nous est posée est nouvelle : comment utiliser ces outils au maximum de leurs potentialités pour permettre à chacun l'accès au progrès ?

Élargissons notre champ de vision : le mouvement de rééquilibrage des richesses à l'intérieur du monde est lancé, et cela suscite des inquiétudes légitimes dans les pays qui étaient habitués à mieux vivre que les autres. Même si notre position relative devient moins favorable, n'avons-nous pas tout à gagner à un rapprochement des conditions de vie entre pays, ne serait-ce qu'en termes de sécurité ?

Mais les craintes sont là, particulièrement pour ma génération – et notre égoïsme les a transmises aux générations suivantes, que nous entraînons dans la désespérance. Je suis d'une génération qui a connu la croissance, dans tous les domaines : croissance économique, augmentation considérable – au-delà de ce que les plus optimistes pouvaient imaginer – de l'espérance de vie. Nous sommes

1. Piew Research Center, « Global Attitudes Survay », printemps 2015, Piewglobal.org.

probablement la génération qui a vécu les progrès les plus spectaculaires. Évidemment, nous aimerions simplement que cela continue. À l'identique. Or, cela ne continuera pas, du moins à l'identique. La croissance à laquelle nous nous sommes habitués pendant les Trente Glorieuses appartient à une période révolue. Pour autant, nos enfants seront-ils plus malheureux ?

Je confirme mon optimisme. Ce n'est pas écrit. Loin de là. Nous manquons de recul, mais les opportunités sont nombreuses. Notre vision de l'avenir s'est réduite à la progression de quelques marqueurs qui conditionnent notre humeur et entretiennent le pessimisme. Nous avons les yeux rivés sur le PIB mais ne voyons plus que cet indicateur ignore la qualité de vie, ne s'intéresse pas à la répartition des richesses et néglige les atteintes à l'environnement. Commençons par ouvrir le débat sur ce que l'on veut mesurer : c'est la condition pour sortir du cercle vicieux du « C'était mieux avant », qui entretient les situations de rente et freine l'adaptation de notre société. Nous ne pouvons plus raisonner comme si rien n'avait changé.

Prenons l'exemple des retraites. Pour la génération de mes grands-parents, bénéficier d'une retraite était encore l'exception. Les économies, pour ceux qui avaient la chance d'avoir pu en faire et celle de profiter de quelques années de répit après la vie professionnelle, et l'aide des enfants constituaient l'essentiel des moyens de subsistance à l'âge de la retraite. Mes parents ont fait partie de la première génération à bénéficier de retraites, certes limitées par le faible taux d'activité des femmes. Et ma génération est celle qui cumule les situations favorables : nous avons trouvé facilement un travail, avons connu peu de ruptures professionnelles, peu de chômage et bénéficions ou bénéficierons d'un niveau de retraite confortable en moyenne.

En quelques décennies, nous sommes passés d'une survie très courte après la vie professionnelle – souvent sans revenus – à une situation dans laquelle beaucoup connaîtront plusieurs décennies de retraite avec, en moyenne, des revenus pour ceux que l'on appelle les « inactifs » aussi importants que les revenus des actifs[1].

Est-ce que cela peut continuer ainsi, voire s'accentuer comme c'est aujourd'hui le cas pour la concentration des patrimoines ? L'enquête « Patrimoine des ménages[2] » montre l'accroissement rapide des inégalités de patrimoine et l'importance de l'héritage, qui intervient de plus en plus tard – souvent après la retraite, alors que les enfants ont été élevés. Une telle répartition des richesses est-elle souhaitable ? La réponse est évidemment non. Il faut redistribuer la richesse et les revenus vers les moments de la vie où l'on en a le plus besoin, lorsqu'on est jeune, que l'on a des enfants et qu'il faut les élever. Aujourd'hui, nous héritons à l'âge où mouraient nos grands-parents. Est-il raisonnable de continuer à accumuler les richesses et de les transmettre par héritage à des retraités qui vont avoir comme seul souci leur fin de vie et la transmission de ce capital dormant ?

Changeons d'angle de vue

Nos repères changent, et cela fait peur. Il faut inventer une organisation qui donne sa place aux jeunes comme aux personnes qui vieillissent, pour leur permettre de profiter au mieux de leurs dernières années. Mais il ne faut pas

1. En tenant compte de la taille des ménages (revenu par unité de consommation) et des ressources issues du patrimoine. Conseil d'orientation des retraites, « Niveaux de vie comparés des retraités et des actifs : évolutions récentes », octobre 2009.

2. Insee, « Les inégalités de patrimoine s'accroissent entre 2004 et 2010 », novembre 2011.

qu'ils confisquent le pouvoir, ce qui entretient une forme de désespérance et une marginalisation des plus jeunes, qui ont l'impression qu'ils n'ont plus voix au chapitre et que la société n'est pas faite pour eux, qu'elle tourne le dos à l'avenir.

Les institutions auxquelles nous sommes habitués devront s'adapter, pour certaines disparaître. Le numérique effraie tant il redistribue les cartes en matière d'emploi, de fiscalité, de protection sociale. Mais comment ne pas voir qu'il recèle aussi un formidable gisement de potentialités, y compris en matière d'emploi ? Pourquoi rejeter l'opportunité qui nous est donnée d'élever notre niveau de compétence, de permettre aux infirmières et infirmiers d'accomplir demain des tâches aujourd'hui dévolues aux médecins ? Et à ces derniers de mieux utiliser leurs connaissances et leur niveau d'expertise ? Changeons de regard et tout s'éclaire, l'optimisme l'emporte sur le pessimisme.

> **« IL FAUT INVENTER UNE ORGANISATION QUI DONNE SA PLACE AUX JEUNES COMME AUX PERSONNES QUI VIEILLISSENT.**

Je parlais d'« optimisme de réaction », notamment à l'égard de cette mortifère nostalgie du passé. Mon optimisme est aussi un optimisme de raison. Prenons l'exemple de la santé, l'un des plus impressionnants. Le progrès médical ? Certains font la fine bouche devant la conséquence des progrès – pourtant considérables – parce qu'ils nous feraient vivre plus longtemps avec des pathologies, bref en mauvaise santé. C'est une absurdité ! Aujourd'hui, une pathologie n'empêche pas de vivre normalement dans bien des cas. La chronicisation n'est pas un échec : il n'est pas toujours nécessaire de guérir pour vivre normalement ou presque. J'en suis un exemple. Avec mon handicap auditif, j'exerce des responsabilités, j'ai à ma disposition des outils inimaginables il y a peu : les messageries, les SMS, tous les moyens qui me permettent de transformer la voix en écrit avec des logiciels qui fonctionnent de mieux en mieux, et même si beaucoup d'activités me sont interdites je vis !

Quelles leçons en tirer ? On ne peut pas dire que j'ai une vie normale, mais j'ai clairement une vie heureuse. N'est-ce pas là l'objectif, c'est-à-dire non pas conditionner le bonheur à la normalité – « Si je ne suis pas en pleine santé, je ne peux pas être heureux » –, mais se dire au contraire que le progrès médical permet d'être pleinement heureux malgré tout, parce que l'on peut continuer à avoir des activités, une vie professionnelle, sociale, un quotidien comme tout le monde ? La question de la qualité de vie est centrale, mais sa mesure est difficile et très dépendante de chacun.

Je me souviens de débats sur ce sujet. La perception de la qualité de vie est un indicateur sur lequel le Haut Comité de santé publique a beaucoup travaillé dans les années 1990. La perception de la santé dépend bien sûr de l'âge. À 80 ans, on ne va pas se plaindre de ne plus être capable de sauter à l'élastique ; d'autres plaisirs existent. La perception de la qualité de vie ne s'apprécie pas de la même façon que dans la plénitude de l'âge. Il faut tenir le même raisonnement vis-à-vis de la maladie : la qualité de vie peut être améliorée avec les nouveaux outils, dont les potentialités sont précisément mises au jour par ceux qui en ont l'usage.

Il faut nous mettre en situation d'apporter les réponses qui sont celles qu'attendent ceux qui en ont besoin, pas ceux qui pensent à leur place. Cela demande à la fois que nous changions de regard et que nous cessions de considérer que si l'on ne jouit pas d'une santé parfaite on ne peut pas être heureux. Treize millions de personnes qui vivent avec une pathologie chronique n'auraient-elles pas droit au bonheur ?

Il faut savoir poser de nouvelles questions : comment vit-on avec une maladie ? De quoi a-t-on besoin ? Comment fait-on pour améliorer le quotidien de tous ceux qui souffrent d'un handicap, quel qu'il soit ? Comment aider chacun à trouver sa place dans la vie, dans la ville, sans catégoriser, classer, en acceptant les différences, en adaptant l'emploi, les transports ?

Nous payons probablement les conséquences de l'institutionnalisation qui a marqué la prise en charge du handicap dans les années 1970. Bien sûr, ces mesures ont apporté des réponses techniques ou sanitaires, mais elles ont aussi sorti le handicap de la société : nous l'avons caché, nous étions contents de ne plus le voir. Dans les deux premiers tiers du XXe siècle, nous savions trouver des emplois, même peu valorisants, mais qui donnaient une place dans la société à ceux qui n'arrivaient pas à s'intégrer dans des métiers « normaux », notamment dans les communautés où chacun se connaissait, dans les villages.

Aujourd'hui, le défi est de trouver une place, dans le monde du travail mais pas seulement, à tous ceux qui vivent avec des incapacités, des déficiences, liées à des pathologies chroniques ou au vieillissement. Il faut pour cela sortir de la vision idéalisée de la santé, celle qui s'apparente à l'absence de maladie – la « bonne santé » au sens de l'OMS[1] –, pour accepter chacun avec ses singularités. Nous avons les moyens de changer la vie de millions de personnes.

1. Organisation mondiale de la santé, Who.int.

2

Vaccinons-nous et combattons les idées fausses !

La vaccination illustre bien des maux de notre système de santé. Formidable outil de prévention, elle est l'objet de remises en cause permanentes. Les libertés individuelles sont régulièrement opposées aux résultats collectifs… comme si ces derniers ne bénéficiaient pas à chacun d'entre nous.

Économiquement, on ne peut rêver de meilleur retour sur investissement que la vaccination. Et pourtant, la vaccination fait plus que jamais l'objet de suspicions – attitude particulièrement surprenante dans la patrie de Pasteur ! Les comportements devant la vaccination sont l'une des illustrations les plus saisissantes de notre irrationalité vis-à-vis de la santé, car, s'il est un domaine dans lequel le bénéfice sanitaire et économique[1] est indiscutable et les marges de

1. Inserm, « Vaccins et vaccination », août 2015, http://www.inserm.fr/dossiers-d-information.

progression importantes, c'est bien celui de la politique vaccinale. Mais c'est un sujet qui résume plusieurs difficultés caractérisant notre système de santé : l'opposition entre approche collective et intérêt individuel, les visions de court terme et de long terme, la confrontation entre organisation et « liberté ».

Les chiffres devraient pourtant balayer tous les doutes. En se limitant aux seuls vaccins pour enfants recommandés par l'OMS, une vaccination correctement organisée au niveau mondial permettrait de sauver 2 millions d'enfants[1] par an... Deux millions ! Comment imaginer 2 millions d'enfants qui aujourd'hui décèdent faute de vaccination ?... Nous sommes submergés par l'émotion devant la photo d'un enfant syrien, le petit Aylan mort sur une plage turque, le visage posé sur le sable (photo qui a fait le tour de la presse européenne en septembre 2015), mais sommes incapables d'imaginer 2 millions d'enfants morts par défaut de vaccination.

Il est toujours extrêmement difficile de se représenter une multitude d'êtres manquants. À Auschwitz, ce sont des masses de cheveux à l'échelle d'une meule de paille, des empilements de chaussures ou encore une accumulation de bagages qui nous font mieux comprendre le nombre inconcevable des victimes de la Shoah. Comment évoquer, au-delà d'un chiffre abstrait, 2 millions d'enfants morts qui ont comme seul dénominateur commun de ne pas avoir été vaccinés ? Ce désastre pourrait être évité !

On assiste à un conflit entre le court terme et le long terme ; notre capacité d'oubli est sans limite. Si l'on évoque parfois les 50 millions de morts de la grippe espagnole de 1919, le monde oublie qu'en 1967-1968 nous avons

1. OMS, « Vaccins et vaccination : la situation dans le monde », 3e éd., 2010, http://www.who.int/publications/list/immunization_sowvi/fr.

connu celle de Hong Kong, qui a fait 2 millions de morts. Sur l'échelle du temps, 1968, c'est hier. Et je ne parle pas des 25 millions de morts du sida depuis son apparition, il y a une trentaine d'années, alors que l'on pensait le risque infectieux disparu.

« UNE VACCINATION CORRECTEMENT ORGANISÉE AU NIVEAU MONDIAL PERMETTRAIT DE SAUVER 2 MILLIONS D'ENFANTS SUPPLÉMENTAIRES PAR AN...

Nos craintes sont totalement déconnectées de la réalité des risques. Nous avons tous en mémoire des épisodes comme la « vache folle », alors qu'elle n'a fait que 200 morts au niveau mondial, dont 20 en France. Mais on se soucie peu des milliers de morts liés à l'insuffisance de la vaccination contre la grippe. Il ne faut pas oublier l'histoire. L'accélération du temps, la dictature de l'instant nous empêchent de nous projeter dans l'avenir, mais cela provoque aussi l'oubli. Nous sommes enfermés dans le moment présent : rien derrière, rien devant.

Cette situation est compliquée. Et elle l'est d'autant plus en l'absence de débat public. J'y reviendrai à plusieurs reprises dans cet ouvrage.

Halte aux rumeurs !

Le manque de chiffres, de données étayées, partagées, entretient la propagation des rumeurs, des idées fausses. Ce n'est pas uniquement le fait de quelques esprits égarés, la désinformation est également parfois relayée par des médecins, peu nombreux, mais déjà *trop* nombreux... Plusieurs études[1] montrent en effet une forte corrélation entre l'opinion publique et celle des médecins. Les doutes

1. Drees, « Vaccination : attitudes et pratiques des médecins généralistes », *Études et résultats*, mars 2015, http://drees.social-sante.gouv.fr/IMG/pdf/er910.pdf ; Inserm (Pierre Verger), « Vaccins : pratiques et hésitations des médecins généralistes français », unité Inserm 912, juillet 2015.

sur la vaccination sont les mêmes, les méconnaissances ou erreurs aussi.

Des débats récurrents ont ainsi lieu sur la présence d'adjuvants dans les vaccins, les mêmes que sur les conservateurs dans les aliments, alors que dans un cas comme dans l'autre les adjuvants ou les conservateurs sont utiles. En effet, les adjuvants sont utilisés depuis un siècle et sont indispensables à l'efficacité de très nombreux vaccins pour renforcer la réponse en anticorps. Sans adjuvants, beaucoup de molécules sont peu ou pas immunogènes.

C'est en 1926 que sont mises en évidence les propriétés des sels d'aluminium. En 2009, au cours de la campagne de vaccination contre la grippe H1N1, des craintes et inquiétudes se manifestent quant à leur nature et à leur utilité, conduisant même quelques députés à réclamer un moratoire sur les vaccins contenant de l'aluminium. L'Académie de médecine a rappelé[1] qu'il n'était pas possible que les adjuvants aluminiques libèrent des nanoparticules d'aluminium. Les auteurs du rapport estiment en outre que les vaccins injectés aux nourrissons exposent à un risque très inférieur à celui correspondant à la dose minimale actuellement définie pour leur alimentation. Le débat devrait être clos, mais, l'irrationalité nourrissant la rumeur, il ne l'est pas. Au lieu de s'appuyer sur les connaissances scientifiques et les raisons de l'utilisation d'adjuvants, les pouvoirs publics communiquent en les diabolisant : « Le vaccin contre la grippe ne contient pas d'adjuvants »... comme si leur présence était négative !

1. Jean-François Bach, Hervé Bazin, Pierre Bégué, Marc Girard, « Les adjuvants vaccinaux : quelle actualité en 2012 ? », rapport de l'Académie de médecine, Academie-medecine.fr.

Ces maladresses de communication sont renforcées par les doutes... et les lacunes des médecins. Plus d'un quart d'entre eux considèrent que certains vaccins recommandés par les pouvoirs publics sont inutiles. Seuls 43 % d'entre eux savent justifier l'utilisation des adjuvants, et 32 % croient que le vaccin contre la grippe contient un adjuvant, ce qui n'est pas le cas ! Comment dès lors lutter contre les idées fausses ? Et contre les *a priori* lorsqu'ils sont partagés par les médecins qui ont la confiance de leurs patients ?

Autre exemple : le lien entre sclérose en plaques et vaccination contre l'hépatite B n'est évoqué dans aucun pays autre que la France et la Belgique. À l'inverse, si des controverses se sont développées outre-Atlantique sur de possibles liens entre le vaccin contre la rougeole et l'autisme, en France ce débat n'a pas existé, pas plus qu'en Allemagne, où pourtant le taux de couverture est de 100 %. Les rumeurs se développent partout mais prennent d'autant plus d'ampleur si elles ne sont pas combattues par les médecins. Même s'il est stupide d'affirmer qu'il n'existe pas d'accidents vaccinaux, il faut réaffirmer clairement que le rapport bénéfice/risque n'est pas contestable.

Pourquoi et comment vacciner ?

Il faut savoir aller à l'essentiel et sortir de la complexité due notamment à la cohabitation de deux « statuts » pour les vaccins : les vaccins obligatoires et les vaccins recommandés. Les vaccins obligatoires, quels sont-ils ? Diphtérie, tétanos, polio. Diphtérie et polio : plus de cas en France. Pourtant, il est indispensable de maintenir la vaccination pour aller vers l'éradication de la maladie, comme on a réussi à le faire pour la variole. Pourquoi ne pas expliquer cela simplement à la population ? Au-delà de la protection individuelle, supprimer les « réservoirs » à virus qui empêchent la disparition de la maladie est un enjeu qui peut être facilement intégré et partagé. Le dire permettrait à chacun de comprendre pourquoi les vaccins contre la diphtérie et la polio demeurent obligatoires.

D'autres sont simplement recommandés ; ils sont pourtant porteurs d'enjeux majeurs. Le cas de la rougeole est très intéressant. La France a commencé plus tard que les autres pays à vacciner. En 1988, il n'y avait que 50 % des enfants vaccinés contre la rougeole. Depuis, nous avons presque rattrapé notre retard. Je dis « presque », car l'absence de connaissance des enjeux de la vaccination, chez les médecins comme dans le grand public, conduit à mal interpréter un taux de couverture vaccinale. En France, environ 90 % de la population est aujourd'hui vaccinée. Cela peut sembler satisfaisant. Mais il faut savoir que le taux de couverture vaccinale nécessaire pour éviter une flambée épidémique varie selon les maladies : s'il est de 50 à 75 % pour la grippe, il est de 95 % pour la rougeole. Cela signifie que, tant que nous sommes en dessous de ce taux, nous ne sommes pas à l'abri de flambées épidémiques. En France, près de 20 départements ont un taux de couverture inférieur à 80 % ! Ces 20 départements sont, de fait, des « réservoirs à épidémies ». Les chiffres sont extrêmement cruels pour notre politique de santé, puisque la moitié des cas de rougeole déclarés dans l'Union européenne vient de la France !

Force est de constater donc que les 3 ou 4 % qui manquent dans le taux de couverture vaccinale ont un effet multiplicateur important sur la propagation de la maladie. Si les médecins comme la population l'ignorent, comment faire l'effort nécessaire pour atteindre le taux qui serait le plus efficace ?

Nous entendons souvent des propos rassurants parce que le taux de couverture vaccinale augmente, alors que notre retard, même faible en pourcentage, a des conséquences considérables pour la population et ruine en partie les efforts de nos voisins. Faisons travailler notre mémoire : la rougeole est une maladie qui a tué 200 millions de personnes dans le monde, c'est-à-dire presque autant que la variole, et le vaccin est récent (1963). L'objectif de l'OMS était l'éradication de la rougeole en Europe en 2010. Nous n'y sommes pas parvenus, faute de culture de santé publique. En France, patrie de Pasteur, nous n'avons pas su comprendre que derrière des moyennes se cachent des disparités importantes, et que derrière un taux de couverture vaccinale qui semble satisfaisant il y a des failles dans lesquelles s'engouffrent les bouffées épidémiques.

> **“ LA MOITIÉ DES CAS DE ROUGEOLE DÉCLARÉS DANS L'UNION EUROPÉENNE VIENNENT DE LA FRANCE !**

Il nous faut tout redéfinir

Seul le débat public, le partage de données scientifiques étayées, peut stopper les rumeurs qui se répandent dans une opinion publique mal informée. Les raisons des performances insuffisantes de la France en matière de vaccination sont multiples : un défaut de culture de santé publique chez la plupart des soignants, mais aussi une grande complexité du paysage administratif. Les intervenants autour du vaccin sont nombreux : l'Agence nationale de sécurité du médicament, qui délivre l'autorisation de mise sur le marché ; la Commission de transparence de la Haute Autorité de santé, qui détermine le service médical rendu (SMR) et juge de l'amélioration du service médical rendu (ASMR) des vaccins ; ainsi que le Comité technique des vaccinations, qui émet des recommandations.

Il faut y ajouter la complexité née de la cohabitation entre vaccins recommandés et vaccins obligatoires. Ne faudrait-il pas tout simplement arrêter de parler de vaccins « obligatoires » ou « recommandés » et se placer du côté du patient en parlant de vaccins « indispensables », faisant ainsi référence au bénéfice pour le patient, et non pas à une injonction administrative mal comprise ?

Au-delà de la complexité du paysage administratif, il faut aussi s'interroger sur l'insuffisante réaction des autorités sanitaires dans les médias, notamment lorsque des doutes s'expriment sur l'efficacité des vaccins. Je pense bien sûr à Internet et à la pétition lancée à l'été 2015 par le Pr Henri Joyeux dénonçant les dangers de la vaccination. Comme toujours, le vrai (existence d'une pénurie de certains vaccins) se mêle au faux, suscitant inquiétude et suspicion vis-à-vis de la vaccination dans la population. L'Académie de médecine a souligné que les propos de M. Joyeux ne se fondaient sur aucune preuve scientifique, voire alignaient des contre-vérités scientifiques. Lorsqu'on connaît la prudence et la réserve de l'Académie, on mesure la fragilité des arguments à charge contre la vaccination, ce qui n'a pas empêché la pétition de recueillir plus de 600 000 signatures. Cette situation a même entraîné l'ouverture d'une procédure disciplinaire par l'Ordre des médecins à l'encontre du Pr Joyeux. Et la pétition continue de prospérer sans réaction suffisante des pouvoirs publics...

Comment comprendre le silence de la Haute Autorité de santé, qui est bien sûr une structure d'évaluation du médicament, et des établissements de santé, ainsi que de production de recommandations, mais en même temps une autorité indépendante à caractère scientifique dont la mission est aussi de porter des paroles fortes aux moments importants ? Elle a en effet été imaginée pour permettre aux ministres de la Santé de prendre le recul et la distance nécessaires en laissant à la HAS un rôle d'explication et d'aide à la décision s'appuyant sur les données de la science. Ainsi, devait-on à la fois éviter de transformer les ministres de la Santé en commentateurs permanents de toutes les crises – quelle que soit leur gravité – et confondre les faits et les commentaires, les débats et la décision ? Le silence de la HAS est regrettable, alors qu'un discours simple pouvait être tenu pour éviter que ne s'amplifie le climat de défiance vis-à-vis des vaccins.

Mais une politique vaccinale ambitieuse doit être accompagnée d'une réflexion sur les prix et les remboursements. Nous avons assisté dans les dernières décennies à un désinvestissement massif des laboratoires pharmaceutiques dans les vaccins, notamment à cause de prix trop faibles... pour les vaccins les plus utiles. Ces prix faibles sont à l'origine d'exportations parallèles qui elles-mêmes alimentent la pénurie. Le vaccin contre la grippe ne coûte que quelques euros. Récemment arrivé sur le marché sur fond de polémique, le vaccin anti-HPV a bénéficié au contraire d'un prix particulièrement généreux, puisque le coût des trois doses nécessaires est de l'ordre de 400 euros, pris en charge à 65 %.

Difficultés autour du statut des vaccins avec l'ambiguïté entre recommandation et obligation, messages inaudibles, fixation des prix sans cohérence d'ensemble... À ce paysage, il convient d'ajouter une complexité supplémentaire : celle du remboursement. Certains vaccins sont théoriquement remboursés à 65 % mais bénéficient d'un complément de remboursement sur le Fonds national de prévention, d'éducation et d'information sanitaires (FNPEIS), pour atteindre 100 % – le FNPEIS étant un fonds directement financé par la Sécurité sociale. N'aurait-il pas été plus simple de donner un signal fort sur l'utilité de ces vaccins en les remboursant à 100 % ?

Bien d'autres facteurs expliquent la situation que nous vivons : pas de carnet vaccinal, pas d'informations sur la vaccination dans la carte Vitale, une vaccination confiée aux seuls médecins libéraux, qui se sont opposés aux expérimentations qui visaient à associer les pharmaciens à la vaccination...

Un exemple : le cas du vaccin anti-HPV

La polémique autour du vaccin anti-papillomavirus humain est une bonne illustration de cette désorganisation – et de l'absence de débat. Le nom du vaccin est précis : c'est un vaccin préventif non du cancer du col de l'utérus, mais plutôt d'une infection que l'on retrouve à l'origine de la plupart des cancers du col. La vaccination contre le papillomavirus n'est que partiellement efficace face aux risques de cancer. Un des deux vaccins mis sur le marché protège par exemple contre deux génotypes du virus, certes les plus répandus, mais pas contre tous. Cela signifie tout simplement que la lutte contre le cancer du col de l'utérus nécessite un maintien du dépistage malgré le nouveau vaccin. Les études montrent d'ailleurs que le dépistage seul, s'il est bien organisé, permet d'obtenir pratiquement les mêmes résultats pour un coût bien inférieur à celui du vaccin[1].

Rappelons que les recommandations préconisent, après deux premiers dépistages normaux, un frottis tous les trois ans chez les femmes de 25 à 65 ans, un rythme plus rapide n'apportant qu'un gain marginal en termes de mortalité. Six millions de frottis sont réalisés chaque année, remboursés par la Sécurité sociale. Tout semble donc parfait : nous remboursons suffisamment de frottis pour que toute la population puisse en bénéficier. Or, la réalité est bien différente : seules 8 % des femmes bénéficient d'un frottis au rythme recommandé, 40 % en ont plus souvent… et 52 % ne sont pas ou trop peu dépistées.

La conséquence est hélas dramatique, puisque nous enregistrons chaque année 3 000 nouveaux cas de cancers du col, dont 1 000 femmes décéderont, décès pourtant très largement évitables. Ce n'est pas le fait que 40 % de femmes soient « surdépistées » au regard du rythme recommandé qui est contestable, mais plutôt que ces actes soient remboursés alors qu'il s'agit d'un choix personnel, peu efficient… et que plus de 50 % de femmes ne sont pas dépistées ou le sont mal.

Est-ce à la collectivité de payer quand le bénéfice devient marginal ? Non, bien sûr ; il serait évidemment préférable de consacrer nos efforts à améliorer le dépistage pour les femmes qui en sont encore privées. Les populations qui échappent au dépistage ne sont pas celles qui

1. Haute Autorité de santé, « Recommandations pour le dépistage du col de l'utérus en France », juillet 2010.

vont avoir recours au vaccin anti-HPV, compte tenu de son prix et du reste à charge extrêmement important. On va donc, une fois de plus, engager des dépenses à l'utilité marginale pour une partie de la population en ignorant les plus fragiles.

Où aborde-t-on ces sujets, où parle-t-on de la trop grande complexité administrative, de l'absence de parole forte et légitime sur les questions de santé, du manque de cohérence dans les messages vers le grand public et les professionnels, de la dualité obligation-recommandation, de l'incohérence dans la prise en charge, des inégalités dans l'accès à la prévention ? Nulle part, hélas ! C'est ainsi que nous acceptons, dans l'indifférence générale, une perte de chances, réelle, concrète, qui se traduit par des morts pourtant évitables particulièrement chez ceux qui cumulent déjà d'autres handicaps, économiques notamment.

Redonner confiance aux patients

Chacun se souvient que la multiplication des centres de vaccination contre la grippe en 2009 a été fort peu concluante. Il est préférable d'organiser l'intervention des médecins libéraux avec eux, notamment pour s'assurer que des actions sont menées vers les populations qui restent à l'écart de la vaccination. N'oublions jamais que les inégalités sont inversement proportionnelles à la gravité des pathologies ; nous serons tous pris en charge dans de bonnes conditions, sanitaires comme financières, si nous sommes victimes d'un infarctus du myocarde, nous sommes beaucoup moins bien remboursés pour les soins courants. C'est sur le versant de la prévention qu'elles sont les plus fortes, et c'est probablement dans la vaccination que les résultats sont le plus aisés à obtenir.

Ce n'est pourtant pas la priorité des pouvoirs publics, du moins dans la durée, parce que les décès dus à l'absence de vaccination sont invisibles et ne pèsent donc pas le même poids qu'un accident vaccinal dans l'opinion publique. C'est par l'explication, la transparence, le débat que l'on progressera. Il ne paraît pas si difficile d'expliquer que si les vaccins comportent des adjuvants, c'est tout simplement parce que sans eux ils perdraient une partie de leur efficacité !

Le débat sur les génériques est assez semblable. Lorsque j'entends des médecins dire que les génériques sont moins efficaces que les médicaments princeps[1], je suis sidéré. Lorsque je les entends affirmer que la qualité des génériques laisse à désirer, je me demande comment ils peuvent ignorer que les génériques subissent encore plus de contrôles que les médicaments princeps. On oublie aussi que les génériques sont parfois fabriqués sur les mêmes chaînes, par la même entreprise. Comment dès lors peut-on prétendre que leur qualité est moindre ?

Il m'est arrivé, à l'occasion d'un débat sur la Chaîne de télévision parlementaire, de rappeler tout cela à mon contradicteur. Celui-ci, sans contester mes arguments, me répondit ceci : « Monsieur, je ne conteste ni vos chiffres ni vos études, mais je suis médecin et vous ne l'êtes pas. Et je sais bien que mes patients, quand je leur donne des génériques, vont moins bien que quand je leur prescris des médicaments princeps. » Que répondre ? Sinon s'interroger

1. Les médicaments « originaux ».

sur la responsabilité que prennent les médecins – heureusement très minoritaires mais beaucoup trop nombreux encore – qui se font le relais de croyances, d'idées fausses sans tenir compte des données scientifiques ?

C'est ainsi que la France connaît un taux de pénétration des génériques beaucoup plus faible que tous nos voisins, avec les conséquences que cela entraîne sur les comptes de la Sécurité sociale. Trop de Français sont persuadés que les génériques sont des « sous-médicaments », et cette opinion restera dominante tant que les médecins ne prendront pas leurs responsabilités en expliquant simplement la réalité.

“ LA FRANCE CONNAÎT UN TAUX DE PÉNÉTRATION DES GÉNÉRIQUES BEAUCOUP PLUS FAIBLE QUE TOUS NOS VOISINS.

Le parallèle avec les vaccins est d'autant plus pertinent que c'est souvent – à l'instar du débat sur les adjuvants – la présence ou non d'excipients[1] dans les génériques ou dans l'original qui est utilisée comme argument pour démontrer que les uns et les autres sont deux produits différents. Certains excipients, dits « à effet notoire », peuvent être mal tolérés, autant, d'ailleurs, dans le médicament princeps que dans le générique. S'ils sont souvent différents entre le princeps et ses génériques, cela est dû au fait que l'industriel détenteur du brevet se protège en interdisant les génériques de même forme, taille ou couleur. Nous sommes bien loin des considérations scientifiques qui devraient seules guider les médecins !

Le résultat est que la France reste le seul pays dans lequel le doute sur l'efficacité des génériques est aussi présent, et principalement car trop peu de médecins combattent les idées fausses de la population.

1. Substances autres que les principes actifs – qui seuls caractérisent le médicament – destinées à lui donner un goût, une couleur, une consistance.

Pour trouver les solutions : avancer par le débat

Comment sortir de ces ornières ? J'y reviendrai souvent : aucune solution n'émergera sans débat. S'il est facile de montrer les incohérences ou les dysfonctionnements les plus visibles, les stratégies pour les surmonter ne sont jamais évidentes. S'agissant des stratégies vaccinales, les questions sont nombreuses et essentielles : faut-il développer une vaccination par tranches d'âge ? La priorité est-elle d'opérer un rattrapage de vaccination pour ceux qui y ont échappé ? Faut-il des stratégies ciblées ? La tuberculose, qui est évidemment très liée à la précarité et à l'exclusion, doit-elle, par exemple, donner lieu à des campagnes de vaccination ciblées sur les « exclus » ?

Le Comité national consultatif d'éthique craint la stigmatisation qui peut accompagner le ciblage de telle ou telle population en matière de santé publique. Mais la question ne mérite-t-elle pas un minimum de débat, y compris – et peut-être avant tout – avec ceux qui sont victimes de la sous-vaccination ? L'important est de sortir de l'implicite. Des décisions argumentées et explicites permettraient en outre de lutter contre le discrédit qui s'attache aux institutions. Il est essentiel de savoir pourquoi une décision a été prise.

Revenons sur les polémiques autour de la vaccination anti-HVP. Nous avons vu que ce vaccin protège contre certains papillomavirus à l'origine du cancer du col. C'est un progrès incontestable, mais il s'agit d'une protection indirecte qui ne doit pas conduire à négliger le dépistage par frottis. Malheureusement, la communication massive développée par les deux laboratoires fabriquant ces vaccins a rendu inaudible le message sur le dépistage, pourtant toujours aussi indispensable. S'il fallait se priver d'un des deux outils, le dépistage demeure la mesure la plus efficace rapportée à son coût.

Nous avons laissé le terrain aux industriels, qui ont – et comment le leur reprocher s'agissant d'un produit efficace – promu leur vaccin. Mais la quasi-absence de communication institutionnelle n'a pas permis de remettre en perspective les avancées… et les limites de cette vaccination, laissant les parents s'interroger sur l'utilité de faire vacciner leurs enfants entre les rumeurs de risque de maladies auto-immunes, le coût et les incertitudes sur le bénéfice de la vaccination. Le fait que le débat ne soit pas sur la place publique en amont, que les choix ne soient pas explicites, que l'on n'assume pas les arbitrages fondés sur une analyse médico-économique solide entretient la confusion et nourrit des réactions excessives au moindre accident ou à la moindre rumeur.

Débat-on en France de la question de savoir quel professionnel est le mieux placé pour vacciner ? Tous les pays n'ont pas fait le choix du « tout-médecin », tant s'en faut. Chez nous, tout est figé, on l'a vu encore récemment lors du dépôt du projet de loi de santé de Marisol Touraine, qui prévoyait la possibilité pour les pharmaciens de vacciner. Le blocage a été immédiat pour des motifs qui s'apparentent, hélas, davantage à une défense corporatiste qu'à l'amélioration de la couverture vaccinale. Quand on constate que la vaccination contre la grippe régresse, comment ne rien faire ? L'épisode de 2009 a provoqué une baisse du taux de couverture vaccinale de 10 points ! Dix points, c'est quelques centaines, plus probablement quelques milliers de morts supplémentaires chaque année. Des morts invisibles bien sûr, mais bien réels et facilement évitables !

Les objectifs de santé publique ne seront jamais partagés sans débat, notamment sur l'opposition entre approche individuelle et approche collective. Il ne faut pas nier le risque vaccinal, même s'il est marginal et infime. Pourtant, il arrive un moment où l'enjeu n'est plus la protection de la personne vaccinée, mais l'éradication de la maladie. C'est d'ailleurs la seule justification de l'obligation des vaccins diphtérie et polio. Comment faire accepter cet enjeu sans l'expliquer ? La population est capable d'entendre la vérité. Faire un amalgame de toutes les vaccinations, sans en distinguer le coût, l'efficacité, les objectifs de taux de couverture, crée un terrain propice aux rumeurs. Aujourd'hui, les pouvoirs publics ne sont ni audibles ni crédibles sur ces questions-là.

“ **L'ENJEU N'EST PLUS LA PROTECTION DE LA PERSONNE VACCINÉE, MAIS L'ÉRADICATION DE LA MALADIE.**

Qui doit parler ?

La Haute Autorité de santé a été conçue pour cela. Elle devait être à l'origine une structure légère, une autorité à caractère scientifique, composée d'un collège indépendant pouvant s'appuyer sur les compétences nécessaires, inamovible pendant la durée de son mandat.

Malheureusement, au cours des débats parlementaires, d'autres missions et structures lui ont été rattachées, lui conférant de fait un double rôle : une fonction comparable à celle d'autres agences sanitaires, à côté de celle d'autorité indépendante. Naturellement, les activités quotidiennes, l'évaluation des établissements de santé, des médicaments et dispositifs médicaux, ont pris le pas sur l'ambition d'en faire un outil d'aide à la décision pour les pouvoirs publics, reléguée au second rang.

Certes, la HAS a rempli sa mission en évaluant les vaccins avec toute la rigueur voulue, mais elle n'a pas joué le rôle qui devrait être le sien en période de doute ou d'inquiétude en portant une parole forte. Au lieu de cela, nous entendons les ministres de la Santé s'exprimer sur tous les sujets, parfois précipitamment d'ailleurs, sans que leur parole soit scientifiquement légitime. La science ne permet pas de répondre à toutes les questions, mais elle permet souvent d'éviter des erreurs et redonne aux politiques la distance nécessaire. Lorsque le ministre de la Santé s'exprime, cela est évidemment perçu comme une défense de sa politique, avec l'inévitable suspicion qui l'accompagne, même si les arguments sont incontestables scientifiquement.

J'aimerais que la Haute Autorité de santé assume ce rôle de vigie, d'autorité ayant en charge la santé des populations. Ce n'est pas un hasard si elle a été appelée « Haute Autorité de santé » plutôt que « Haute Autorité médicale » : il ne s'agit pas seulement d'un savoir médical, il s'agit de choix de société. La HAS l'a affirmé en publiant un document important intitulé « Définir, ensemble, les nouveaux horizons de la qualité en santé[1] » ; elle rappelait que la qualité de la santé n'est pas seulement la qualité des actes, celle de la prise en charge, mais qu'elle intègre aussi l'accès aux soins.

La nomination des membres du collège de la HAS doit faire l'objet de la plus grande attention pour préserver la pluridisciplinarité, le croisement des cultures, l'indépendance, qui passe aussi par le non-renouvellement

1. Décembre 2007.

des mandats. C'est la condition pour peser sur le débat public. N'oublions pas les raisons de la création de la Haute Autorité de santé : doter les pouvoirs publics d'un outil d'aide à la décision. Dix ans après sa mise en place, on peut regretter de n'avoir pas vu davantage dans les médias Laurent Degos ou Jean-Luc Harousseau, les deux premiers présidents de la HAS, qui ont pourtant beaucoup œuvré pour lui donner visibilité et légitimité.

La vaccination, parce qu'elle concentre rumeurs et craintes irrationnelles, parce qu'elle permet des progrès considérables, ne mérite-t-elle pas que nous nous donnions le temps d'en débattre ? Est-il déraisonnable d'espérer voir l'ensemble des médecins généralistes délivrer des messages scientifiquement exacts au lieu de laisser les patients face aux rumeurs, voire – pour un certain nombre d'entre eux – de les relayer ? Est-il fou d'espérer que la raison l'emporte sur les croyances ? Nous serons en meilleure santé demain si chacun d'entre nous est mieux vacciné.

Les motifs d'optimisme existent. Le 31 juillet 2015, *The Lancet* publiait un article[1] qui montrait, dans le cadre d'un essai clinique, une efficacité du vaccin VSV-EBOV pour protéger jusqu'à 100 % les personnes ayant été en contact rapproché avec un patient infecté par le virus Ebola. Rappelons que l'épidémie d'Ebola qui a débuté fin 2013 en Guinée a fait près de 12 000 morts sur les 28 000 personnes touchées. Cet exemple montre que lorsque la communauté internationale se mobilise – avec une collaboration efficace entre fonds gouvernementaux, industriels et organisations internationales telle l'OMS – des résultats rapides peuvent être au rendez-vous.

1. Organisation mondiale de la santé, « Un vaccin efficace contre le virus Ebola est à portée de main », communiqué de presse, 31 juillet 2015.

Le progrès médical permet de fonder de grands espoirs pour l'avenir. Les conditions pour qu'il profite pleinement à tous sont faciles à réunir ; elles tiennent souvent davantage à une bonne organisation qu'à des moyens financiers supplémentaires.

3

Du bon usage du progrès médical

Nous sommes face au progrès comme devant un miroir aux alouettes, si fascinés par les prouesses technologiques, par l'immensité du champ des possibles que nous en oublions de nous interroger sur ce qui est utile, sur l'organisation nécessaire pour tirer le meilleur des possibilités ainsi offertes.

La médecine prédictive en est un exemple frappant. Elle exerce une telle fascination qu'elle suscite des réactions totalement irrationnelles, bien loin de la rigueur scientifique dont elle est le fruit. Il faut déjà être attentif aux mots, à la sémantique. On réduit souvent la médecine prédictive à la seule génétique. Or, si l'expression, popularisée par Jacques Ruffié dans son livre *Naissance de la médecine prédictive*[1], est née des capacités nouvelles de la médecine – et bien sûr de la génétique – de prévoir des affections, l'auteur rappelait avec insistance que le déterminisme

1. Jacques Ruffié, *Naissance de la médecine prédictive*, Odile Jacob, 1993.

génétique était complexe et qu'il ne fallait jamais sous-estimer l'influence de l'environnement et des conditions de vie. Nous avons malheureusement tendance à oublier ce rappel de bon sens.

Évidemment, la génétique a son mot à dire, mais ce n'est pas parce que l'on a décrypté mon génome que je vais savoir ce qu'il va m'arriver. Pourquoi n'emploie-t-on jamais l'expression « médecine prédictive » face à quelqu'un qui fume trois paquets de cigarettes par jour depuis son plus jeune âge, alors qu'il est malheureusement certain qu'il fera une bronchopathie sous une forme ou une autre à un moment donné ? Pourtant, dans ce cas, la probabilité de réalisation de la prédiction est proche de 100 %. Notre regard est différent, une telle prévision nous obligeant à nous interroger sur nos comportements.

La médecine prédictive telle que nous l'idéalisons a un énorme avantage : elle dégage de toute responsabilité. Notre envie de connaître l'avenir se confond avec l'envie de conjurer les risques ; nous mélangeons prédiction, prévention et évitement de la maladie, trois notions pourtant bien différentes. Finalement, cette utilisation de la médecine prédictive pour nous rassurer, qui nous donne l'illusion de pouvoir repousser l'échéance de la mort, rejoint la propension de notre société à ne pas parler de la mort, à s'en débarrasser en la confiant à la médecine.

L'enjeu du progrès médical, ce n'est pas la disparition de la maladie, ce n'est pas la « mort de la mort[1] » ni la médicalisation de tous les problèmes de la société. Le progrès médical n'a de sens que s'il nous aide à mieux vivre en acceptant le vieillissement et les pathologies chroniques,

1. Laurent Alexandre, *La Mort de la mort. Comment la technomédecine va bouleverser l'humanité*, JC Lattès, 2011.

conséquences bénéfiques des avancées thérapeutiques. Or, la médecine prédictive nourrit un rêve, une illusion : savoir ce qui risque de nous arriver permettrait de l'éviter. Prédire n'est pas synonyme d'éviter ! Il faudrait d'abord que chacun se persuade qu'une augmentation du risque – qui peut sembler importante lorsqu'on évoque des taux de 10 ou 20 % – n'est pas significative pour un individu si ce taux d'augmentation s'applique à des pathologies dont la prévalence est faible.

Ensuite se pose la question des possibilités d'intervention, lorsque la prévision est fiable, notamment pour les rares maladies dues à une modification génétique unique. S'il n'y a rien à faire, est-il souhaitable de connaître l'existence d'un risque, de vivre avec une épée de Damoclès suspendue au-dessus de nous, alors que l'on ne peut rien faire pour éviter que le fil ne se rompe ?

De la nécessité du dépistage

Il n'est pas question de nier l'intérêt de certains dépistages génétiques qui donnent la liberté de choisir de mener ou non une grossesse à son terme en cas de lourds handicaps. Il existe aussi des situations, rares, dans lesquelles le dépistage permet de minorer les conséquences de la maladie même si l'on ne sait pas la soigner.

C'est le cas de la phénylcétonurie, qui provoque un retard mental très lourd, évitable avec un régime alimentaire extrêmement contraignant, seuls quelques aliments étant autorisés. Mais ces contraintes permettent une vie sans handicap. C'est d'ailleurs pour cela que le dépistage de la phénylcétonurie est l'un des seuls dépistages génétiques systématiquement réalisés à la naissance, parce que nous disposons de réponses pour éviter les conséquences de cette maladie. On retrouve là les critères de choix classiques en santé publique – la prévalence dans la population, la gravité –, mais aussi un autre critère que l'on oublie souvent : la capacité d'agir.

En matière de dépistage génétique, c'est une question que l'on ne doit pas fuir : le débat sur l'intérêt de dépister, et donc de connaître un risque sur lequel on ne peut agir, concerne toute la société, et pas seulement les communautés médicale et scientifique. La question se pose pour de nombreux dépistages. L'exemple du cancer de la prostate est souvent évoqué. C'est en effet un cancer très dépendant de l'âge, et 40 % des hommes de 65 ans sont porteurs de cellules cancéreuses de la prostate. Parmi ceux-ci, 8 % ressentiront des douleurs dues au cancer de la prostate et 3 % en mourront[1].

On comprend pourquoi la question de la pertinence du dépistage est posée. Demain, nous pourrons détecter des maladies à un stade de plus en plus précoce, augmentant ainsi considérablement la détection de « cancers » qui ne se développeront jamais. Le risque attaché aux biopsies, les effets délétères de traitements dont on ne sait s'ils sont nécessaires posent la question des dépistages. L'interrogation doit être continue, permanente, éclairée par les avancées dans les possibilités diagnostiques mais aussi dans les possibilités d'agir, les progrès étant aujourd'hui plus rapides dans le diagnostic que dans les réponses thérapeutiques.

1. Ligue suisse contre le cancer, « Dépistage du cancer de la prostate », juin 2007 ; Haute Autorité de santé, « Cancer de la prostate », rapport d'orientation, février 2012.

De la réflexion avant toute chose

Il faut en permanence se poser la question de la valeur ajoutée du progrès médical au regard de l'amélioration de l'état de santé des populations. Dire cela n'est pas rejeter le progrès médical, mais l'utiliser avec pertinence. La médecine prédictive est une avancée majeure à condition de ne pas la réduire à l'équation « prévision possible = possibilité d'éviter le risque ». Souvenons-nous toujours que les pathologies dans lesquelles un seul gène est en cause sont l'exception, et qu'il faut aussi tenir compte des liens entre génétique et environnement.

C'est l'objet de l'épigénétique : nous savons désormais que les « anomalies » génétiques ne produisent pas les mêmes effets en fonction de l'environnement ou des comportements. Cette imbrication entre la génétique et l'environnement est un sujet essentiel, mais complètement occulté. Comme s'il était plus confortable de se déresponsabiliser totalement, de tout mettre sur le compte de la fatalité, nous dispensant ainsi de tout effort.

Il ne s'agit pas de nier le progrès. Le décryptage du génome humain est une avancée considérable. Dans certains cas, pouvoir estimer le risque de développer une maladie peut permettre d'agir en amont. Mais il n'en va pas toujours ainsi.

Il ne s'agit pas de se priver du progrès, mais tout simplement de réfléchir avant d'agir, notamment parce que nous avons la chance en France de bénéficier d'un financement collectif et solidaire qu'il faut préserver. N'oublions jamais que les médecins, en dispensant des soins, sont aussi prescripteurs de dépenses publiques. Chaque fois que ces dépenses sont utiles, il faut les engager. Mais ne pas réfléchir pour éviter les examens inutiles détourne les ressources collectives de secteurs dans lesquels bien des besoins demeurent insatisfaits.

Nous devons nous interroger sur la multiplication des actes diagnostics dont l'augmentation ne s'accompagne pas de résultats positifs en termes de réduction de la morbidité ou de la mortalité. Il faut apporter des réponses à ces questions, d'abord en renforçant l'évaluation et en analysant les résultats des examens diagnostics – de plus en plus souvent négatifs –, mais aussi en réfléchissant avec les médecins sur leurs pratiques... et en éduquant la population, parce que la pression des patients sur les médecins vient s'ajouter aux conséquences du mode de rémunération pour entretenir la tendance à l'augmentation des actes inutiles. Soyons attentifs à ne pas mettre le doigt dans l'engrenage d'une utilisation excessive d'examens parce qu'ils sont techniquement possibles et qu'il existe un financement collectif. La multiplication d'actes individuels notamment en matière de dépistage n'est pas toujours synonyme d'amélioration de l'état de santé de la population, loin de là.

L'exemple de la prévention des cancers du col de l'utérus (développé dans le chapitre précédent) démontre que nos carences ne proviennent pas d'une insuffisance de moyens financiers, mais plus prosaïquement d'une question d'organisation. La préférence donnée à un « droit de tirage » sur la Sécurité sociale au détriment de l'organisation des parcours des patients – ce qui est vrai pour les dépistages ou la prévention l'est aussi pour les soins – provoque des gaspillages très importants, financiers mais avant tout sanitaires.

L'emploi des fonds publics devrait pourtant faire l'objet de la plus grande attention. Mais l'absence de réflexion sur les possibilités offertes par les avancées technologiques, renforcée par un mauvais usage du principe de précaution, provoque parfois des décisions aux résultats économiques aberrants.

Un seul exemple : celui de la sécurité transfusionnelle. En octobre 2000, il est décidé de compléter systématiquement le test Elisa utilisé pour les dons de sang par des techniques de biologie moléculaire afin de dépister le virus de l'hépatite C. Les études médico-économiques démontrent le coût d'une année de vie ainsi gagnée : 5 milliards de francs (près d'1 milliard d'euros) si cette technique est appliquée à chaque don[1]. Est-il cohérent de dépenser autant pour un gain infinitésimal en matière de sécurité transfusionnelle, alors que l'on est incapable de mobiliser des financements pour améliorer le fonctionnement des hôpitaux, lutter contre les infections nosocomiales, qui font beaucoup plus de victimes ?

La médecine évolue très vite, mais nous ne savons pas adapter l'organisation, l'offre et les financements au progrès médical. L'écart sera plus grand encore demain avec la révolution du numérique. Les solutions passent par l'échange, le débat, la confrontation des points de vue. Aujourd'hui, on regarde les problèmes de santé par le petit bout de la lorgnette. Tant que l'opinion publique ne sera pas interrogée sur le sens à donner au progrès médical, les dépenses inutiles, les gaspillages se multiplieront, mais surtout la population sera privée des bienfaits que l'on peut attendre des avancées de la science.

1. « L'introduction de la PCR dans le dépistage du virus de l'hépatite C dans les dons du sang, du mésusage du principe de précaution », *Médecine/Sciences*, 2001.

Médecine et progrès médical : inventer de nouveaux métiers

L'utilisation optimale du progrès exige une vision de santé publique ; or, la culture de santé publique fait cruellement défaut aux médecins français, qui la considèrent souvent comme une « sous-spécialité », réservée à ceux qui n'ont pu faire autre chose.

Cette approche spécifique à la France – notamment lorsque nous nous comparons aux pays anglo-saxons – a de nombreuses causes, dont la formation des professionnels de santé et leur mode de sélection. Aujourd'hui, les professionnels de santé sont d'abord sélectionnés sur leur capacité à absorber des connaissances plus qu'à exercer leur esprit critique. Cela est d'ailleurs totalement intégré par les étudiants, qui – face à une sélection tellement rigoureuse – redoutent les critères de notation qui ne leur paraissent pas « objectifs ». C'est ainsi qu'en 2008 les étudiants en médecine se sont mobilisés pour s'opposer à un examen de lecture critique dans les épreuves de l'internat, au prétexte que la correction d'une telle épreuve était subjective. Il est quand même paradoxal de préférer un QCM (questionnaire à choix multiple) à l'une des rares épreuves qui s'écartaient du bachotage…

Il ne s'agit pas de renvoyer le balancier trop loin en exigeant que les médecins deviennent des littéraires, des philosophes. Il faut simplement de pas oublier qu'à côté des connaissances scientifiques indispensables l'économie, le droit, les sciences humaines sont utiles aux médecins. Pourquoi d'ailleurs ne pas faire intervenir aussi des patients dans la formation des médecins pour que ces derniers s'habituent au dialogue et comprennent que la parole du patient est essentielle, qu'ils ne sont pas qu'un objet de soin ? La formation tourne le dos à toutes ces matières, ce qui rejette encore davantage la santé publique à l'extérieur de la médecine. Il est urgent de donner leur place à ces enseignements indispensables.

> « ARRÊTER DE FAIRE SUBIR AUX PATIENTS DES BATTERIES D'EXAMENS DONT LA PREMIÈRE RAISON D'ÊTRE EST DE COMPENSER L'ABSENCE D'ÉCOUTE.

L'autre impératif consiste à revaloriser la démarche clinique, le dialogue avec le patient, l'interrogation et l'observation. Il faut arrêter de faire subir aux patients des batteries d'examens dont la première raison d'être est de compenser l'absence d'écoute. Celle-ci n'est pas toujours facile, elle demande du temps, mais elle s'apprend et doit être valorisée.

J'entends souvent dire que c'est la crainte d'une mise en cause qui pousse les médecins à prescrire des examens. Je ne crois pas que ce soit la véritable raison. Contrairement à ce que l'on entend trop souvent, il n'y a pas de judiciarisation de la médecine[1]. Les causes de la multiplication des examens inutiles sont plus profondes : elles résultent des modes d'exercice – l'exercice individuel encore trop fréquent conduit à se rassurer par une multiplication des investigations –, des modes de rémunération et, bien sûr, de la pression des patients.

Il faut remettre de l'humain dans la médecine. Une plus grande spécialisation des médecins est inéluctable. Elle est même indispensable pour bien maîtriser des techniques de plus en plus complexes. Mais elle n'est pas contradictoire avec une approche plus humaine. Il faut simplement inventer de nouveaux métiers, imaginer de nouveaux intervenants dans l'accompagnement, la coordination.

---

1. Anne Laude, Jessica Pariente, Didier Tabuteau, *La Judiciarisation de la santé*, Éditions de Santé, 2012.

Cessons de penser l'organisation comme si le médecin n'avait encore aujourd'hui à sa disposition qu'une panoplie thérapeutique limitée et qu'il pouvait tout faire lui-même. C'est l'omnivalence du diplôme de docteur en médecine qui doit être questionnée.

Il y aura demain des médecins techniciens qui seront – et cela n'a rien de dévalorisant – les spécialistes d'un acte. Il y aura des médecins qui auront davantage un rôle de coordination et d'accompagnement. Les chirurgiens deviendront des spécialistes de la robotique[1]. C'est une réalité à laquelle il faut nous préparer. Mais il faut aussi en admettre les conséquences. Il faut accepter que cette hyperspécialisation s'accompagne de déplacements loin du domicile pour réaliser des actes dont la maîtrise technique (impliquant un niveau de qualité et de sécurité optimal) nécessite un volume d'activité important.

“ IL FAUT REMETTRE DE L'HUMAIN DANS LA MÉDECINE.

Tout passe par l'organisation

Il vaut souvent mieux déplacer un malade qu'entretenir une structure trop peu utilisée. Voilà les enjeux auxquels nous sommes confrontés. Si on ne comprend pas que l'organisation de l'offre de soins, inchangée dans les grandes lignes de son architecture depuis un demi-siècle, n'est plus adaptée aux possibilités thérapeutiques qui sont les nôtres, les pertes de chances pour les malades vont se multiplier.

Il faut aller avec beaucoup plus d'ambition et de volontarisme vers une répartition des tâches différente – moins vers une « délégation » (ce terme étant péjoratif) que vers

1. Guy Vallancien, *La Médecine sans médecin ?*, Gallimard, coll. « Le Débat », 2015.

l'émergence de nouveaux métiers pour permettre à chacun de mieux développer et exercer ses compétences. Il faut accepter de sortir d'un mode d'organisation autour du seul médecin pour inventer de véritables coopérations professionnelles.

Les exemples que nous connaissons pour la radiologie ou pour la biologie médicale ne sont pas adaptés. Outre qu'ils renforcent les cloisonnements entre spécialités, ils conduisent à un modèle économique déséquilibré au détriment des autres professionnels de la filière. Est-ce un hasard si les deux professions qui connaissent ce type d'organisation, biologistes et radiologues, sont les plus favorisées en termes de revenus – et si elles sont aussi les spécialités qui impliquent le moins de contacts avec les patients ? Est-ce un hasard si certains ophtalmologues revendiquent également un modèle du même type ?

Nous oublions trop souvent lorsqu'on parle des revenus des professionnels de santé de considérer tous les intervenants. L'hétérogénéité y est très forte entre les médecins et les autres professionnels de santé, avec des rémunérations très insuffisantes pour des professions dont l'utilité et la qualification sont cependant incontestables, comme les orthophonistes – mais beaucoup d'autres aussi ; et parmi les médecins l'hétérogénéité existe également, notamment au détriment des généralistes qui exercent pourtant un des métiers les plus difficiles, avec beaucoup de responsabilités, mais sont moins bien rémunérés que les spécialités techniques ou que les généralistes des pays voisins[1]. C'est aussi la revalorisation de nombreux métiers aujourd'hui sous-valorisés qui est en jeu derrière les coopérations professionnelles.

1. Statistiques de l'OCDE sur la santé 2015, citées par *Le Figaro* du 13 novembre 2015.

Quid des actes médicaux ?

C'est l'ensemble de la nomenclature des actes qui doit être revu, avec trois objectifs : mettre en place une politique cohérente des revenus des professionnels, revaloriser la clinique et s'adapter aux différents modèles économiques des spécialités.

Aujourd'hui, des radiologues libéraux, même à Paris, relèvent le défi de proposer toute la gamme de l'imagerie – IRM, scanner, radiologie conventionnelle – en tarifs opposables, c'est-à-dire au tarif remboursé par la Sécurité sociale. Cela montre que des marges existent, avec une meilleure organisation, alors que tout le monde est persuadé que les tarifs, notamment des IRM, ne permettent pas de fonctionner sans dépassements d'honoraires. Évidemment, cela passe par une utilisation optimale de la machine, une organisation rigoureuse, des heures d'ouverture élargies que devraient d'ailleurs pratiquer tous les acteurs, notamment hospitaliers.

Il faut cesser de survaloriser les actes techniques au détriment de la clinique si l'on veut développer une médecine plus lente, plus respectueuse de l'écoute du patient. Sinon les dépassements d'honoraires, ou les actes techniques pour les spécialistes qui peuvent s'en autoprescrire[1], vont exploser.

Les exemples pourraient être multipliés, comme celui des dentistes, qui consacrent les deux tiers de leur activité à des soins mal rémunérés en tarifs opposables et un tiers de leur temps à des actes prothétiques qui leur procurent les deux tiers de leurs revenus ! Et certains de s'étonner

1. Il est intéressant de remarquer que les dépassements d'honoraires sont moins fréquents dans les disciplines où les médecins prescrivent eux-mêmes les examens qu'ils réalisent, comme les cardiologues.

ensuite que l'activité prothétique soit privilégiée par rapport aux soins... On pourrait aussi parler du débat actuel autour de l'ophtalmologie – avec un besoin de professionnels important pour réduire les délais d'obtention d'un rendez-vous – et les difficultés à faire reconnaître de nouvelles professions, comme les optométriciens, qui pourraient assurer une surveillance puisqu'ils disposent des compétences pour effectuer des examens de réfraction.

C'est la défense d'intérêts corporatistes qui interdit aux pharmaciens de jouer un rôle de professionnels de santé de proximité en vaccinant, qui suscite des réactions méprisantes de la part des syndicats de médecins lorsqu'un acte dévolu aux sages-femmes est inscrit à la nomenclature[1] ou qui freine les coopérations professionnelles. C'est ainsi que l'on perpétue une organisation qui correspond aux possibilités thérapeutiques du passé et que l'on sanctuarise la hiérarchie des revenus.

Le mal principal dont souffre notre système de santé est l'absence d'adaptation de l'organisation des soins aux progrès médicaux. Les Français en sont doublement victimes, d'abord comme patients, ensuite comme assurés sociaux, puisqu'ils supportent le coût de cette inorganisation.

Comment changer ?

Je ne connais que deux leviers efficaces pour avancer. Le premier est la mise en cohérence des systèmes d'allocation de ressources, des rémunérations, avec les objectifs poursuivis. L'exemple le plus éloquent est celui des génériques.

1. *Le Quotidien du médecin*, 21 avril 2015. La nomenclature est l'expression usuelle pour désigner la classification commune des actes médicaux qui permet notamment de fixer le niveau des tarifs et honoraires.

Tant que les pharmaciens gagnaient moins – en tout cas ne gagnaient pas davantage – à prescrire un générique plutôt qu'un médicament princeps, ils ne le faisaient pas. Quand ils y ont trouvé un intérêt économique, ils ont favorisé les génériques. Cela ne me choque pas que l'on rémunère mieux un professionnel quand il agit dans le sens de l'intérêt général.

Aujourd'hui, si l'on regarde les modes d'allocation de ressources, des établissements comme des professionnels libéraux, il n'y a aucune incitation aux comportements vertueux – on note parfois même une désincitation ! Mal rémunérer les actes cliniques conduit à limiter le temps d'écoute, à se réfugier derrière des prescriptions parfois inutiles, à multiplier les actes techniques, etc. Le fait de ne pas prendre correctement en charge de nombreux dispositifs médicaux indispensables aux personnes handicapées, notamment, représente un coût important, non seulement pour l'assurance maladie, mais encore pour l'ensemble de la société.

Un exemple mérite d'être cité : celui de Comète France[1]. Cette association, présidée par le Dr Michel Busnel, qui a longtemps dirigé l'établissement mutualiste de Kerpape, internationalement reconnu pour sa qualité dans la prise en charge des handicaps, suit, depuis plus de vingt ans, des patients hospitalisés pour lesquels une pathologie ou un accident remet en cause le retour dans l'emploi. Ce sont souvent des patients qui souffrent de pathologies rachidiennes, d'atteintes médullaires ou cérébrales. Des équipes légères – moins de trois pleins-temps généralement – spécialement formées et dédiées à cette démarche précoce d'insertion professionnelle accompagnent les patients

1. Comète France, Cometefrance.com.

dans les 42 établissements du réseau. Ce sont ainsi, en dix ans, plus de 8 000 personnes qui ont pu être insérées ou maintenues dans l'emploi, soit près de 80 % des personnes pour lesquelles un plan d'action a été mis en œuvre.

Ces résultats sont d'autant plus remarquables qu'ils sont durables. En effet, 86 % de ces patients sont toujours dans l'emploi deux ans après leur insertion[1]. Malheureusement, de telles structures ont un financement éclaté, non pérenne, alors qu'elles apportent un double service, aux patients eux-mêmes d'abord et surtout, mais aussi à la collectivité, qui évite ainsi le versement d'aides importantes et bénéficie des cotisations sociales et impôts liés à ces emplois maintenus.

Il faut impérativement mettre en cohérence les objectifs et les allocations de ressources mesurées par les résultats. L'exemple des médecins de la Chine ancienne, qui n'étaient rémunérés que lorsque leurs patients demeuraient en bonne santé, est souvent cité. Il a le mérite de montrer que les critères de résultat peuvent être multiples… mais doivent tenir compte des évolutions de la médecine.

Une nouvelle définition de la médecine palliative

Le progrès médical a changé la finalité de la médecine. L'enjeu s'est peu à peu déplacé de la guérison, qui était l'objectif principal à un moment où l'espérance de vie dépassait à peine 60 ans, vers un accompagnement dans les meilleures conditions possible de personnes de plus en plus fragilisées. Nous sommes donc insensiblement passés d'une médecine dans laquelle l'absence de guérison

1. Comète France, rapport national d'activité 2015.

était vécue comme un échec – d'où ce regard trop souvent condescendant sur la médecine de fin de vie – à une médecine qui peut être de plus en plus qualifiée de « palliative », et pas seulement lorsqu'on parle de la fin de vie.

Une médecine palliative est une médecine qui essaie de minimiser les conséquences de la maladie sans forcément la guérir. C'est probablement le cas de 80 % de l'activité médicale aujourd'hui. Redonner ses lettres de noblesse à une médecine palliative, c'est revenir aux fondamentaux de la médecine : aider les gens à vivre le mieux possible, tels qu'ils sont, avec leurs pathologies, avec leur perception de la santé, avec leurs attentes, en tenant compte de leurs choix.

Chacun doit pouvoir définir ses objectifs : la médecine doit être au service des patients. Nous sommes trop imprégnés d'une vision binaire sans espace entre guérison et échec thérapeutique. Le refus d'accepter la mort, de l'envisager même, a conduit à la médicaliser à outrance, mais uniquement pour la combattre, jamais pour l'apprivoiser, la rendre moins dure, comme si l'acceptation de la mort était synonyme d'échec de la médecine. L'enjeu est pourtant bien de profiter le mieux possible de la vie, même à des âges avancés, même avec des pathologies incurables, et la médecine permet, aujourd'hui, de le faire. Encore faut-il prêter une attention suffisante au patient, à ses plaintes, à ses attentes, à sa douleur…

Notre perception de l'état de santé évolue profondément et heureusement avec l'âge. Si à 20 ans une douleur dans les genoux parce que l'on a trop couru ou joué au football est considérée comme très handicapante, à 80 ans ce n'est plus forcément le cas. Il faut tenir compte de cette santé perçue plutôt que de chercher sans cesse à atteindre des objectifs hors de portée, comme la santé idéale telle que la définit l'OMS, qui entretient l'idée que la guérison est la seule finalité.

C'est l'un des enjeux du système de santé les plus difficiles à relever aujourd'hui. Il faut beaucoup d'humilité, redonner sa place au patient, ses lettres de noblesse à l'accompagnement, à l'écoute. Il arrive un moment où, avec l'âge, les pathologies chroniques s'ajoutent les unes aux autres, les ambitions changent. Le maintien à domicile devient le premier enjeu, celui autour duquel tous les intervenants doivent se retrouver. Mais la préférence est souvent donnée à l'approche purement médicale, tellement dominante dans notre culture du soin qu'elle oriente aussi nos interventions financières, trop exclusivement tournées vers les actes techniques.

“ LA MÉDECINE DOIT ÊTRE AU SERVICE DES PATIENTS.

En France, nous avons la chance de bénéficier d'un système encore solidaire, même s'il doit évoluer pour survivre. Pour légitimer les prélèvements obligatoires, la solidarité doit être perceptible par tous et donc concerner les soins courants, les seuls dont bénéficient 70 % de Français qui ne sont pas en ALD[1] et n'ont pas recours à l'hôpital. Mais il faut aussi ouvrir le débat sur la réalité des restes à charge et leur impact sur la solidarité réelle.

Je suis toujours frappé de voir la violence des réactions face au déremboursement de médicaments de quelques euros et à l'utilité discutable, alors qu'on reste totalement indifférent au fait que des personnes en situation de handicap ne peuvent pas disposer d'un fauteuil roulant ou adapter leur voiture pour se déplacer, avec toutes les conséquences qui en découlent. Notre système ne peut se

1. Il existe une liste d'ALD (affections de longue durée) qui donnent droit à un remboursement à 100 % des soins liés à ces pathologies.

dispenser d'une réflexion sur les priorités en matière de solidarité: il doit remettre en question la préférence donnée aux actes techniques au détriment de l'accompagnement.

Les attentes d'une personne âgée et qui n'a plus son autonomie ne sont pas forcément de bénéficier, ou de subir, trois scanners et quatre IRM quand elle se plaint de quelque chose. De l'écoute, de l'attention, un accompagnement seraient souvent préférables, de même qu'une prise en charge adaptée dans son milieu. Ce qu'Olivier Saint-Jean, chef du service de gériatrie à l'Hôpital européen Georges-Pompidou, appelle la « démédicalisation de la vieillesse ».

Peut-être est-ce cela, la « médecine personnalisée ». Je suis toujours étonné que l'on réserve cette expression au traitement des cancers à partir des spécificités génétiques et biologiques de la tumeur. La médecine n'a-t-elle pas toujours été personnalisée, puisqu'elle s'adresse à une personne ? La personnalisation n'est-elle pas le nouvel enjeu d'une médecine qui s'intéresse à la personne dans sa globalité, se montre attentive à ses attentes, non pas parce qu'elle ne sait pas faire autre chose, comme il y a quelques dizaines d'années, mais parce qu'elle n'oublie pas l'individu derrière la pathologie ou les organes ? C'est précisément parce que la médecine est devenue efficace que ces questions redeviennent d'actualité.

Les mots sont importants. On a longtemps opposé l'individuel au collectif au lieu de comprendre que ces deux approches sont complémentaires. L'usage inapproprié de l'expression « médecine personnalisée » risque de raviver ce faux débat. Le collectif n'est pas là pour s'opposer à l'individu, il est là pour organiser les interventions individuelles de façon à obtenir de meilleurs résultats pour l'ensemble de la population, donc pour les individus qui la composent. La médecine personnalisée, c'est en réalité une médecine adaptée à chaque personne pour renforcer l'efficacité et donc la pertinence des prises en charge.

Ces sujets ne sont pas théoriques. Attention à ne pas opposer artificiellement l'individu à la collectivité – une collectivité qui priverait l'individu de ses choix et entraverait sa liberté. Il faut accepter la complexité de notre rapport à la santé. Je veux rester maître de mes choix, cela est légitime, mais la conséquence de mes choix ne doit pas s'imposer à la collectivité s'ils ne sont pas pertinents. Si je veux une IRM tous les six mois pour me rassurer, j'en ai le droit, mais pas celui de demander à la collectivité de financer ce caprice.

Accepter la singularité de chacun, l'unicité des situations auxquelles nous sommes confrontés ne doit pas conduire à refuser une organisation qui a un double objet : veiller à la bonne utilisation des financements collectifs, par nature limités, mais aussi comprendre que nos états de santé sont interdépendants. Nous revenons au débat sur la vaccination.

Progrès médical et parcours de santé

Nous avons connu beaucoup de « mots-valises » dans les débats sur le système de santé : les « réseaux de soins » dans les années 1990, l'« évaluation » dans les années 2000, le « parcours de soins » aujourd'hui. Ces mots-valises ont ceci de particulier que plus ils sont évoqués dans les colloques, moins ils sont présents dans la réalité. Le « parcours de soins », ce n'est pas un jeu de l'oie où l'on saute de la case IRM à celle de l'implant dentaire avant d'être obligé de passer trois tours à l'hôpital parce que l'on a contourné la case vaccination... C'est avant tout l'organisation de professionnels autour du patient pour permettre de répondre à ses besoins médicaux, mais aussi à ses besoins d'accompagnement.

Organiser le parcours du patient est une entreprise très ambitieuse. Coordonner les professionnels autour du patient est un travail d'autant plus complexe que les besoins sont importants. On cite souvent le chiffre de 17 professionnels qui « gravitent » en moyenne autour d'une personne en perte d'autonomie. Cela permet de mesurer l'ampleur des difficultés : 17 professionnels de statuts différents, financés sur des budgets séparés, professionnels qui ignorent souvent jusqu'à l'existence de l'autre...

Sans vouloir sombrer dans le découragement, à l'évocation de ces cas les plus complexes, nous avons tous en tête des exemples de ruptures dans une prise en charge ou l'annonce catastrophique d'un diagnostic, non pas à cause de la qualité des actes en eux-mêmes, mais parce qu'il y a eu transmission maladroite de telle ou telle information à telle ou telle personne. C'est l'illustration des conséquences de l'absence d'organisation et de coordination des professionnels autour du patient.

L'exemple le plus fréquent est la rupture ou le retard de prise en charge après un examen diagnostic positif. L'évaluation d'un examen biologique doit porter la même attention à l'annonce, à la transmission pour une prise en charge adaptée et rapide qu'à la qualité de l'examen lui-même. Là est le premier enjeu de taille : la coordination des professionnels.

Mais le parcours de santé d'un patient, c'est aussi l'anticipation, par exemple des conséquences du vieillissement par l'adaptation du logement au moment où la personne est encore valide, pas lorsque la perte d'autonomie est installée et que la seule solution est l'institutionnalisation. Nous avons aujourd'hui une multitude d'outils à notre disposition, de robotique, de domotique. Il existe des petits robots qui permettent d'aider dans les tâches quotidiennes les personnes âgées à domicile. Ce ne sont pas des « gadgets » mais des outils précieux, qu'il faut mieux connaître et utiliser.

L'organisation d'un parcours, la personnalisation, l'attention à l'autre ne s'opposent pas à la technique. Au contraire. Les progrès du numérique sont une chance pour redonner une dimension humaine aux soins. Il suffit pour s'en convaincre d'entendre les équipes soignantes qui expérimentent des téléconsultations dans les Ehpad[1]. Elles sont unanimes pour souligner combien ce mode d'organisation est synonyme d'attention à l'autre, d'écoute, de respect de la personne. De multiples précautions sont prises avant le déploiement des téléconsultations : le spécialiste référent hospitalier rencontre les résidents dans leur lieu de vie, dans leur établissement. Lors de la téléconsultation, le médecin traitant est évidemment présent et dialogue avec le spécialiste devant les patients.

> **“ LES PROGRÈS DU NUMÉRIQUE SONT UNE CHANCE POUR REDONNER UNE DIMENSION HUMAINE AUX SOINS.**

Il faut ne jamais avoir vécu ce qu'est une consultation hospitalière pour penser qu'il est plus humain de transporter une personne âgée, de la faire attendre sur un brancard dans un couloir, de la recevoir dans des locaux rarement adaptés aux patients non autonomes que d'organiser une téléconsultation dans son lieu de vie. Je ne parle

1. « Télémédecine en Ehpad mutualiste : étude, retour d'expérience », Fondation de l'avenir pour la recherche médicale appliquée, mars 2016.

même pas des délais d'attente pour un rendez-vous, beaucoup plus courts pour une téléconsultation.

Les outils de communication ne limitent pas les relations humaines : ils les renforcent à condition d'être bien utilisés. Le téléphone lui-même n'échappe pas à l'ambivalence : barrière quand il ne répond pas, qu'un professionnel est difficilement joignable, il peut aussi être un outil de réassurance, de lutte contre l'angoisse.

Je me souviens d'une expérience en matière de permanence des soins qui avait donné d'excellents résultats : plutôt que de multiplier les interventions inutiles, un service d'urgence avait tout misé sur la qualité de la relation téléphonique et la disponibilité. Lors d'un appel qui ne semblait pas justifier le déplacement immédiat d'une équipe de secours, le médecin coordonnateur rappelait lui-même dans un délai rapide et convenu pour vérifier que tout allait bien. Ce rappel suffisait souvent à rassurer, à persuader la personne inquiète ou son entourage qu'elle était prise en charge et qu'elle aurait un interlocuteur disponible si besoin. Le nombre d'interventions a immédiatement diminué, tout simplement parce que l'angoisse de ne pouvoir joindre facilement quelqu'un avait disparu. Ce n'est pas l'outil mais l'usage de l'outil qui en fait un obstacle à la communication ou un facteur de rapprochement.

C'est le cas de la plupart des outils numériques : ils peuvent être facteurs de réassurance, de confiance si l'on perçoit la présence humaine, même si elle n'est pas physique, derrière l'outil, à l'inverse de ces serveurs téléphoniques qui provoquent des montées d'adrénaline chez tous ceux qui les utilisent !

La médecine palliative n'est pas une médecine de renoncement. C'est une médecine innovante, pleine d'optimisme ; une médecine de vie ancrée dans les besoins des personnes. Une médecine palliative est une médecine qui ne renonce pas à ses ambitions mais qui fait preuve d'humilité face à la vie, qui n'a pas l'immortalité comme objectif ni la seule guérison, pas plus que l'absence de maladie.

La définition de la santé de l'OMS[1], unanimement saluée, peut aussi faire beaucoup de dégâts si elle est prise au pied de la lettre. L'OMS, en considérant la santé comme « un état de complet bien-être physique, mental et social », ajoutant qu'elle « ne consiste pas seulement en une absence de maladie ou d'infirmité », affirmait une ambition, un idéal. Mais qui peut vraiment se prétendre en bonne santé au sens de l'OMS ?

Être en bonne santé, c'est pouvoir profiter de la vie en fonction de ce que l'on est. Nous ne pouvons pas tous courir le 100 mètres en moins de dix secondes ou sauter à plus de 2 mètres. Mes ambitions ne sont plus les mêmes aujourd'hui qu'à 20 ans. Je ne cherche pas un état complet de bien-être : je cherche à profiter de la vie le mieux possible, compte tenu de ma santé, de mes handicaps et de ce que la médecine peut m'offrir comme solutions palliatives.

C'est en cela que la médecine palliative est une médecine optimiste. Si le seul but est la guérison, l'échec est plus fréquent que la réussite. Et c'est désespérant. Je vois autour de moi des octogénaires, des nonagénaires heureux, qui pourtant ont des capacités fonctionnelles limitées. La vie existe jusqu'à la mort, il faut en profiter. Une médecine qui ne considérerait plus une intervention palliative comme

1. Cette définition figure dans le préambule à la Constitution de l'Organisation mondiale de la santé de 1946 et n'a pas été modifiée depuis. Elle est une référence souvent citée (http://www.who.int/about/definition/fr/print.html).

un échec ferait mentir Robert Sabatier, qui définissait la vieillesse comme « cette échéance dont l'homme se plaît à faire une déchéance ». Ne pas faire de la vieillesse une déchéance, c'est refuser de se laisser enfermer dans une pièce pour se protéger de l'extérieur.

> « **LA MÉDECINE DOIT ÊTRE SOBRE DANS SES MOYENS D'ACTION ET AMBITIEUSE DANS SES RÉSULTATS.**

Le Pr Bernard Guiraud-Chaumeil a inventé il y a quelques années dans une tribune pour *Le Monde* la notion de « médecine sobre ». Cette expression me plaît beaucoup. Le qualificatif est particulièrement adapté : la médecine doit être sobre dans ses moyens d'action et ambitieuse dans ses résultats. La sobriété est le gage de l'efficacité. Il faut retrouver cette démarche dans la médecine. Beaucoup de médecins, et probablement beaucoup de jeunes médecins, l'attendent. Ils n'exerceront pas la médecine de la même façon que leurs aînés, ils le savent. La nostalgie des médecins aujourd'hui au pouvoir ne doit pas masquer aux yeux des jeunes qu'ils vont avoir la chance de disposer d'outils efficaces, de réponses thérapeutiques encore inimaginables il y a quelques années.

4

Le médicament dans tous ses désordres

Dans le paysage de la santé, le médicament est à part : il est le seul outil thérapeutique pour lequel on parle de politique – la « politique du médicament ». On ne parle pas de « politique de la chirurgie », ni de « politique de la prothèse », encore moins de « politique de la médecine générale »... Les autres domaines sont naturellement intégrés dans un système de santé. Le médicament est – et a toujours été – vécu comme un monde en soi, indépendant du reste de la politique de santé, avec sa logique de développement, son propre modèle économique.

Cela s'explique par des raisons objectives : le marché du médicament est mondial, il repose sur des process industriels complexes, nécessite une recherche importante. Mais pas seulement. Il est un objet très identifié mais ambivalent : à la fois molécule, avec une action thérapeutique évaluée scientifiquement pour des usages bien définis, et produit quasi magique doté d'un pouvoir relationnel, transactionnel extrêmement fort à l'intérieur du système.

Le monde du médicament a pris une place considérable, méritée, après des avancées majeures. On songe évidemment tout de suite à la pénicilline, qui a réalisé de véritables miracles, mais beaucoup d'autres découvertes sont venues s'y ajouter.

Nous avons connu dans les dernières décennies la disparition quasi complète du traitement chirurgical des ulcères digestifs. En 1982, deux chercheurs australiens – qui seront récompensés quelques années plus tard par le prix Nobel – mettent en évidence le rôle d'une bactérie, *Helicobacter pylori*, dans les ulcères duodénaux et gastriques. À la fin des années 1980, l'arrivée d'une nouvelle classe de médicaments, les inhibiteurs de la pompe à protons, a permis, grâce à leur association avec des antibiotiques, d'éradiquer la bactérie dans plus de 90 % des cas, supprimant ainsi une partie importante de la chirurgie digestive.

Mais chaque médaille a son revers : ce succès thérapeutique incontestable a été dépassé par le succès commercial, très supérieur au niveau de prescriptions médicalement pertinent[1]. Le Mopral®, prescrit bien au-delà des indications pour lesquelles il avait été autorisé, a longtemps occupé la première place au hit-parade des dépenses de l'assurance maladie.

Il faut également citer les succès spectaculaires qui autorisent à parler de « victoire » face au sida ou l'utilisation de nouvelles molécules ou d'antimonoclonaux en oncologie, qui permettent une augmentation continue de la survie dans de nombreux cancers. Le rôle du médicament

1. Haute Autorité de santé, « Les inhibiteurs de la pompe à protons chez l'adulte », Fiche de bon usage du médicament, décembre 2009.

dans le progrès médical est donc considérable... au point qu'une pathologie sans traitement médicamenteux n'est plus concevable, le médicament apparaissant comme une véritable panacée. Nous avons donc construit un système en apparence très logique, autour d'un produit-médicament panacée de notre système de santé, qui est peu à peu devenu présent dans *toutes* les réponses thérapeutiques de toutes les pathologies. Cette place si particulière n'est pas sans conséquence sur la façon dont les médicaments sont évalués, dont ils sont perçus par les patients et par les prescripteurs, dont les prix sont fixés et dont les taux de remboursement sont arrêtés.

Une question de communication

La communication autour du médicament, sa promotion, est aussi influencée par ce positionnement. Depuis quelques années, les cibles de la communication des laboratoires évoluent : si les médecins étaient auparavant la cible principale voire exclusive, les patients sont désormais l'objet de beaucoup d'attention – *via* les associations de patients elles-mêmes, particulièrement pour les maladies rares, mais aussi *via* le grand public – pour créer une demande qui puisse relayer la promotion directe des industriels auprès des prescripteurs.

Certains se souviennent peut-être de la campagne particulièrement agressive pour des traitements de l'hypercholestérolémie : elle montrait deux pieds dépassant du tiroir d'une morgue et portant une étiquette mentionnant la cause du décès. Il s'agissait bien sûr d'inciter à la prise de médicaments censés prévenir le risque ! C'est la recherche d'un réflexe de peur dans la population pour susciter une demande, organiser une pression sur le prescripteur, qui sous-tend ce type de campagnes, dont le moins que l'on puisse dire est qu'elles ne concourent pas à une approche rationnelle de la prescription.

Comment les médecins peuvent-ils résister alors que tout est fait pour que le médicament devienne l'outil qui remplace un échange souvent long et difficile avec le patient ? N'est-il pas beaucoup plus rapide et facile de rédiger une ordonnance que de convaincre de la nécessité d'une activité physique régulière, d'une alimentation équilibrée ? Manger des frites puis se rassurer par la prise d'une pilule est évidemment une solution plus séduisante, qui demande moins d'efforts et est donc, *a priori*, mieux accueillie par les patients.

L'idée selon laquelle il doit exister une réponse médicamenteuse à tout problème de santé s'est peu à peu insinuée dans les esprits, y compris ceux des décideurs et des pouvoirs publics. C'est ainsi qu'a été introduit, en 1998, un nouveau critère pour évaluer les médicaments, celui de la gravité de la pathologie, critère étonnant si l'on raisonne simplement : lorsqu'on évalue un médicament, on évalue le produit et non la pathologie. Ce nouveau critère ne sert qu'à justifier l'existence de médicaments à l'efficacité discutable, voire inexistante dans certaines pathologies graves, parce que chacun s'est peu à peu persuadé qu'il ne pouvait exister de pathologie sans réponse médicamenteuse.

C'est le cas de la maladie d'Alzheimer, pour laquelle on prescrit des molécules dont toutes les évaluations ont montré l'absence de bénéfice. Mais le critère de gravité de la pathologie a servi de session de rattrapage et a permis à ces médicaments de bénéficier d'un taux de remboursement inespéré au regard de leur efficacité. Faut-il rappeler qu'une dépense inutile empêche de satisfaire d'autres besoins ?

Un exemple : la mise sur le marché d'un nouveau produit

Ce statut très particulier du médicament a conduit les pouvoirs publics à abandonner un large terrain à l'industrie pharmaceutique. L'industriel décide seul des indications pour lesquelles il demande une autorisation de mise sur le marché (AMM). C'est lui qui supporte le coût des études préalables, de la constitution des dossiers de demande d'AMM, très lourds et très coûteux. Il paraît, dès lors, cohérent qu'il garde la main. Mais le fait que les pouvoirs publics aient ainsi perdu toute initiative, qu'ils ne se posent même plus la question de l'intérêt de participer au financement d'études, a de lourdes conséquences...

En théorie, un laboratoire devrait avoir intérêt à demander les indications les plus larges quand il met un produit sur le marché, pour pouvoir en vendre davantage. Mais c'est oublier que la fixation du prix tient compte de la cible potentielle du médicament. Et donc du nombre de patients. La justification est – en simplifiant un mécanisme plus complexe – la nécessité d'amortir les coûts de recherche et de développement en estimant le nombre de patients potentiels et la durée de vie du produit.

On comprend donc très facilement que plus le nombre de malades est faible, plus le prix va devoir être important pour que les coûts de développement soient amortis. Cela peut inciter des laboratoires à demander une AMM plus restreinte pour obtenir un prix plus important, tout en sachant que le champ des indications pourra être ensuite élargi. Il suffit pour cela d'envoyer des visiteurs médicaux auprès des médecins, de présenter des études dont la qualité n'est pas en cause, pour montrer que le médicament peut être prescrit dans d'autres indications que celles retenues par l'AMM.

C'est évidemment un contournement de l'esprit de la règle de fixation des prix destiné à obtenir un prix plus élevé. Les laboratoires se justifient en invoquant les reversements prévus par les mécanismes de « remises » lorsque les ventes dépassent les prévisions. Mais ces dispositifs ne compensent que partiellement les coûts pour l'assurance maladie ; ils ne font que limiter les bénéfices supplémentaires des laboratoires.

De telles pratiques restent une opération gagnante pour les industriels. Mais au-delà – et c'est ma principale préoccupation –, elles banalisent les prescriptions hors AMM. On l'a vu encore récemment dans l'affaire du Mediator®, les prescriptions hors AMM peuvent avoir des conséquences dramatiques. Sauf à considérer que l'AMM n'a plus de sens, elles devraient être exceptionnelles et temporaires.

En réalité, les procédures d'évaluation et de mise sur le marché sont apparemment très rigoureuses, mais elles sont tellement complexes et conditionnées par la recherche de fausses économies de court terme qu'elles sont facilement contournées.

L'autorisation de mise sur le marché en perte de sens

Aujourd'hui, l'autorisation de mise sur le marché a perdu tout son sens. D'abord à cause des contournements, nous venons de le voir ; mais également parce que l'on considère qu'il est normal – la concurrence étant censée n'avoir que des effets bénéfiques – de ne pas limiter le nombre de produits dans une classe thérapeutique donnée.

Même s'il existe déjà 15 produits, on en accepte un seizième. S'il n'apporte aucune amélioration en termes de service médical rendu (SMR), le prix fixé sera plus faible que les autres produits de la même classe thérapeutique ; cela devrait donc faire baisser le coût moyen des traitements. La réalité est tout autre. On constate en effet que, lorsqu'un nouveau produit arrive sur le marché, il bénéficie de dépenses de promotion massives qui entraînent une augmentation des volumes de ventes en raison d'une prescription plus importante dans cette classe thérapeutique, sans lien avec les besoins. Les bénéfices mineurs, obtenus par le prix moins élevé sur un produit, sont totalement annulés par l'augmentation des volumes, qui provoque au contraire un coût supplémentaire pour la Sécurité sociale... et des risques d'interactions médicamenteuses.

Il faut que l'autorisation de mise sur le marché retrouve un sens. Faut-il autoriser la mise sur le marché d'un produit supplémentaire qui n'apporte ni progrès médical ni valeur ajoutée pour les patients ?

En prenant du recul, on comprend comment la complexité s'est peu à peu installée. À l'origine, il y avait un seul taux de remboursement. Puis un deuxième taux a été imaginé, moins élevé, pour des médicaments dits « de confort ». Puis, comme nous n'avons pas eu le courage de retirer du marché ou, tout du moins, de supprimer les remboursements des produits devenus obsolètes, nous avons inventé un troisième taux qui devait être temporaire mais s'est pérennisé : un taux d'extinction pour les médicaments obsolètes.

Les industriels, devant les « risques » de déremboursement de certains produits, ont été jusqu'à proposer un taux de remboursement de 0 % simplement pour pouvoir maintenir leurs produits sur une liste de médicaments remboursables, même si ce remboursement est fictif ! Peu importe la réalité : les industriels sont prêts à tout pour pouvoir brandir le label « médicament remboursable », tant médecins et grand public assimilent remboursement et efficacité.

> **« LES INDUSTRIELS SONT PRÊTS À TOUT POUR POUVOIR BRANDIR LE LABEL « MÉDICAMENT REMBOURSABLE ».**

Revenons rapidement sur les péripéties qui ont suivi la décision de Martine Aubry de réévaluer l'ensemble des médicaments en 1999. Deux ans plus tard, 4 490 médicaments ont été réévalués[1]. On a alors estimé que 835 spécialités avaient un SMR insuffisant. Que s'est-il passé ensuite ? En août 2003, seules 72 spécialités, de « vieux » médicaments – dont certains pouvaient au demeurant être dangereux –, sont déremboursées. Beaucoup d'entre elles étant d'ailleurs retirées du marché, c'était le minimum incontournable pour assurer la sécurité des patients.

Puis, lors de l'examen d'une deuxième vague, après que la HAS a procédé à une nouvelle évaluation, sur 282 spécialités dont le service rendu est insuffisant, 105 sont non pas déremboursées, mais remboursées très faiblement, à 15 %. Ce taux, conçu comme un taux d'extinction, devait être provisoire : il était censé ménager une transition avant le déremboursement. Mais les industriels avaient atteint leur

1. Voir notamment « Le déremboursement des médicaments en France entre 2002 et 2010 : éléments d'évaluation », http://www.irdes.fr/Publications/Qes/Qes167.pdf.

objectif : les apparences étaient sauves, les médicaments en question restaient « remboursables ». En 2007, 89 autres médicaments auraient dû être déremboursés. Ils sont versés dans la catégorie des produits remboursés à 15 %, qui est ainsi pérennisée.

Pourquoi cet acharnement de la part des laboratoires à vouloir maintenir un taux même dérisoire ? Tout simplement parce que la baisse de l'intervention de la Sécu est largement compensée par les mutuelles. Elle est, de ce fait, peu visible pour les assurés, du moins à court terme, et donc sans effet sur les ventes, même si, bien sûr, les patients restent les payeurs finaux à travers leur mutuelle.

Début 2015, la ministre de la Santé a demandé à Dominique Polton, économiste de la santé reconnue, un rapport sur l'évaluation du médicament. Au cours de l'été, lorsque les propositions de Dominique Polton ont été dévoilées (abandon du taux à 15 %, hypothèse d'un retour à un taux unique), le bon sens de ces recommandations a été largement salué. Allait-on revenir à des règles compréhensibles par tous – un médicament est utile et efficace, il est remboursé, sinon il ne l'est pas ? Hélas non : la ministre a aussitôt expliqué qu'il n'était pas question de toucher aux taux de remboursement... dont la révision était pourtant l'une des conséquences de l'étude qu'elle avait elle-même demandée[1] !

1. « Médicaments, Touraine ne veut plus du taux unique de prise en charge », Solweig Godeluck, *Les Échos*, 8 septembre 2015.

Le médecin dépendant de l'information des laboratoires

Nous sommes face à un millefeuille incompréhensible ; il est temps de revenir à un système simple, lisible. Car il ne l'est pas : certains médicaments en vente libre sont remboursables, alors que d'autres à prescription obligatoire ne le sont pas. Il y a cinq niveaux de service médical rendu (SMR) qui servent à déterminer les taux de prise en charge, qui ne sont que quatre. Revenir déjà à deux ou trois taux de remboursement permettrait d'avoir une évaluation plus rigoureuse, avec une distinction plus nette entre les différentes catégories. À quoi correspond la différence entre ces cinq niveaux aux yeux d'un médecin, d'un patient ? Comment un financeur peut-il moduler son intervention pour tenir compte de la qualité ? Une mutuelle qui voudrait de façon rationnelle différencier la prise en charge des médicaments à SMR positif, même faible, de ceux pour lesquels il est insuffisant en ne remboursant pas ces derniers ne peut le faire.

En effet, dans la catégorie des médicaments remboursés à 15 % – la seule information dont disposent les mutuelles est le taux de remboursement, elles ne connaissent pas le nom du médicament – cohabitent deux niveaux de SMR. Que faire devant cet enchevêtrement de taux de remboursement – qui peuvent en outre varier selon le malade, s'il est en « affection de longue durée » ou non –, devant des statuts différents, certains médicaments étant accessibles en pharmacies de ville, d'autres réservés à l'hôpital, devant des prescriptions obligatoires ou non, indépendantes des taux de remboursement ? Il n'y a plus aucune cohérence, et le médecin n'a plus de repères sur l'utilité ou l'efficacité réelle des médicaments ; il devient ainsi de plus en plus dépendant de l'information reçue des laboratoires.

C'est précisément à la fois parce que le médicament est porteur de progrès et qu'il n'est pas un produit anodin qu'il faut revenir à quelques principes fondamentaux. C'est un produit qui soigne. Mais parce qu'il a une action sur l'organisme, il peut aussi entraîner des effets négatifs ; il faut que le bénéfice de son action l'emporte sur les risques. C'est l'objectif de l'évaluation qui doit être faite, dès l'autorisation de mise sur le marché : objectiver le progrès médical et la balance bénéfice/risque.

Ensuite, s'agissant du remboursement, c'est aux pouvoirs publics de simplifier le dispositif, de rendre l'évaluation plus compréhensible et donc plus accessible aux médecins, de prendre acte du progrès en déremboursant, voire en retirant du marché, les produits obsolètes. Sur ce point, on connaît les arguments employés par l'industrie pharmaceutique pour maintenir le remboursement de produits dépassés : ils mettent en avant le risque de report de la consommation sur des produits plus chers, déclinant ainsi l'idée qu'ils ont peu à peu imposée – il ne peut y avoir de problème de santé sans réponse médicamenteuse !

> **« LE MÉDECIN N'A PLUS DE REPÈRES SUR L'UTILITÉ OU L'EFFICACITÉ RÉELLE DES MÉDICAMENTS ; IL DEVIENT AINSI DE PLUS EN PLUS DÉPENDANT DE L'INFORMATION REÇUE DES LABORATOIRES.**

Pourtant, des exemples inverses existent dès lors que des décisions courageuses sont prises. Les veinotoniques font partie des rares médicaments qui ont été déremboursés lors des réévaluations opérées au début des années 2000 ; la presse avait largement relayé les craintes d'un report sur d'autres produits beaucoup plus dangereux et chers… Quelques années après, on peut constater que l'on ne prescrit pratiquement plus de veinotoniques en France et que ce sont plutôt des réponses non médicamenteuses qui ont pris leur place avec plus d'efficacité. Il n'y a aucune raison que cela ne soit pas vrai dans beaucoup d'autres situations. Cessons de nous faire peur avec ce risque de substitution qui conduit à maintenir un remboursement pour des produits qui n'ont plus d'intérêt thérapeutique.

De la même façon, il convient de faire attention à une diffusion excessive de l'innovation, toujours plus chère mais pas toujours réelle. Une nouvelle molécule est à l'étude pour lutter contre le cholestérol. Appelée « anti-PCSK9[1] », elle suscite les plus grands espoirs chez les industriels, qui espèrent renouveler le succès des statines, apparues il y a une trentaine d'années et qui commencent à tomber dans le domaine public, donc à être moins rentables pour les fabricants, puisqu'elles peuvent être copiées. On ne peut que se féliciter de ce nouveau progrès, puisqu'il permettra d'apporter une réponse à des patients qui ne peuvent être soignés par les statines…

Mais ce progrès pose pourtant de nombreuses questions. À qui faudra-t-il prescrire cette nouvelle classe thérapeutique, qui nous est annoncée comme devant coûter 100 fois plus cher que les statines ? Aux patients les plus à risques, atteints de formes familiales sévères ? À ceux sur lesquels les statines échouent ? Bien évidemment ! Mais comment résister à l'inévitable pression qui accompagnera l'arrivée de ces nouveaux produits ? Le risque est bien sûr de les prescrire aussi à des patients pour lesquels les médicaments actuels, beaucoup moins chers, donnent de bons résultats.

1. « Anti-cholestérol de nouvelle génération : la guerre des labos », Chloé Hecketsweiler, *Le Monde*, dimanche 26-lundi 27 juillet 2015.

Dans de telles situations, les laboratoires oublient leur discours sur l'« effet report » utilisé en cas de menace de déremboursement : ils portent au contraire l'idée qu'il faut qu'un maximum de patients profitent des dernières molécules, et donc prescrire en première intention le médicament qui est le plus efficace. La notion de report des prescriptions vers des médicaments plus chers est bien pratique pour les industriels : on la présente comme un danger pour l'équilibre des comptes de l'assurance maladie afin de ne pas supprimer des remboursements et maintenir des situations de rente, mais elle est la bienvenue lorsqu'un nouveau produit plus cher leur permet d'augmenter leur chiffre d'affaires...

Mais comment reprocher à l'industrie pharmaceutique la recherche d'un maximum de profit dans la mesure où les règles qui régissent la politique du médicament permettent de tels comportements et ne favorisent pas les pratiques vertueuses ? Il est difficile d'imaginer un acteur privé se souciant davantage de l'intérêt général que de son propre résultat lorsqu'il peut faire autrement.

Pour autant, je me refuse à regarder l'industrie pharmaceutique d'une manière univoque. L'industrie pharmaceutique est une industrie à l'origine de progrès thérapeutiques importants et spectaculaires. C'est probablement le médicament qui a le plus fait progresser le système de santé dans les dernières décennies.

L'on peut admettre que ce progrès ait un coût, mais non tolérer une politique qui privilégie les situations de rente par rapport à l'innovation. Il faut favoriser l'investissement dans la recherche, sortir d'une politique de court terme qui sacrifie la vision industrielle au profit d'un pilotage financier. Les plus lucides – ou les plus francs – parmi les patrons de l'industrie pharmaceutique reconnaissent souvent que la recherche de performance passe désormais surtout par la gestion financière, voire par des fusions qui répondent davantage à une logique d'optimisation fiscale qu'à une stratégie industrielle.

Le rapprochement entre Pfizer (50 milliards d'euros de chiffre d'affaires en 2014) et Allergan (13 milliards d'euros de chiffre d'affaires la même année) annoncé à l'automne 2015 en est un excellent exemple[1] : un observateur faisant preuve de bon sens économique pourrait s'étonner de l'absorption de Pfizer par Allergan compte tenu de la taille de chacun… jusqu'à ce qu'il découvre que ce montage permet l'installation du siège social du nouveau géant à Dublin, avec, à la clé, une réduction considérable de l'impôt sur les résultats !

Une nouvelle politique des prix nécessaire

Cette course à la rentabilité de court terme se traduit aussi dans les politiques de recherche : les industriels externalisent de plus en plus leur recherche en rachetant de préférence des start-up plutôt que d'investir eux-mêmes.

Toutes ces évolutions conduisent à s'interroger sur la fixation des prix. Longtemps, on a justifié le prix des médicaments par l'évolution des coûts de production, l'amortissement des coûts de recherche et de développement ou la valeur médicale apportée. Robert Dahan, ancien président d'AstraZeneca France, reconnaît dans une tribune[2] que « le prix d'un médicament innovant,

1. « Pfizer-Allergan : fusion record pour la naissance du numéro un mondial de la pharmacie », *Les Échos*, 23 novembre 2015 ; « Pfizer-Allergan : un mariage fiscal de trop ? », *L'Obs*, 24 novembre 2015.

2. Robert Dahan, « Médicaments : l'impossible contrôle des prix », *Les Échos*, 25 novembre 2015.

c'est simplement celui que le marché accepte de payer». Il ajoute que le marché dominant, celui des États-Unis, dicte sa loi et que les prix dans les autres pays en sont de simples dérivés.

Est-ce pour cette raison que les augmentations de prix des laboratoires se sont invitées dans la campagne électorale aux États-Unis à l'automne 2015 ? Est-ce un hasard si, au-delà de son leadership industriel, c'est le pays qui ne dispose d'aucune agence publique pour négocier les prix qui dicte sa loi en tirant les prix vers le haut – conduisant Hillary Clinton à répondre à un journaliste qui lui demandait quels étaient ses ennemis, «Les groupes pharmaceutiques, les Iraniens et le lobby des armes[1]... » ?

Il est vrai que les marges de manœuvre nationales sont limitées. Les prix sont de plus en plus mondiaux, mais cela ne prive pas les régulateurs nationaux de toute possibilité. Il est en effet possible d'ajuster les prix en fonction de la vie du produit, cela existe. Ce sont les politiques de « remises » lorsque les objectifs de vente sont dépassés. Mais ces remises, qui ne sont qu'une restitution partielle d'un bénéfice supplémentaire, nous l'avons vu, sont insuffisantes et n'ont pas le même impact qu'une baisse de prix. Elles ne découragent pas les stratégies de contournement, comme les demandes d'autorisation de mise sur le marché limitées destinées à obtenir un prix élevé par une sous-estimation volontaire de la population cible.

La situation est d'autant plus incohérente sur le plan économique que ces « remises » ne bénéficient qu'aux régimes obligatoires alors que le copaiement est la règle en France pour le médicament, la part des complémentaires

1. *Les Échos*, 15 octobre 2015.

étant bien souvent plus importante que celle des régimes obligatoires pour le médicament !

Dernière incohérence, et pas la moindre : après l'intervention de la Commission de transparence de la HAS, qui va évaluer l'amélioration du service médical rendu, après une lourde procédure d'évaluation produit par produit pour déterminer un prix, la négociation va s'achever par un accord conventionnel entre le Ceps[1] et le laboratoire… pour l'ensemble de ses produits. Accord global peu transparent. Voilà comment on peut réduire à néant les efforts de rigueur pour évaluer un produit, en intégrant dans la dernière ligne droite des critères, certes importants, comme la politique industrielle, la politique de l'emploi ou d'aménagement du territoire, cette dernière ne faisant pas toujours abstraction des liens entre implantation industrielle et circonscription du ministre de tutelle du médicament !

Les politiques d'aménagement du territoire, celles de l'emploi sont évidemment nécessaires. Il est normal que les pouvoirs publics interviennent, mais ils doivent le faire sans confusion des genres. La politique de l'emploi n'a pas à être financée par le déficit de la Sécurité sociale. Une politique d'aménagement du territoire non plus. Il importe de savoir au nom de quoi sont prises les décisions. Cette confusion permanente explique les difficultés que connaît l'évaluation médico-économique.

L'exemple du clopidogrel, commercialisé sous le nom de « Plavix® », est édifiant. Utilisé pour la prévention des accidents vasculaires, ce médicament est 20 fois plus cher que l'aspirine pour des résultats similaires dans de nombreuses

1. Comité économique des produits de santé.

situations, seules quelques-unes faisant apparaître des performances légèrement supérieures pour le Plavix®[1]. Ces améliorations marginales ne justifiaient évidemment pas une telle dépense ; pourtant, le Plavix® était, il y a peu encore, le deuxième médicament le plus vendu au monde.

Les pressions vis-à-vis de la HAS et de l'assurance maladie ont été fortes ; les arguments du laboratoire se limitaient aux quelques situations médicales qui semblaient donner un léger avantage au Plavix®. Les pouvoirs publics, ayant du mal à assumer un choix économique, ne se sont pas battus sur le bon terrain. Il n'y avait pourtant pas débat : les sommes dépensées pour remplacer l'aspirine par le Plavix® étaient hors de proportion avec le gain marginal obtenu. Dans de tels cas, les pouvoirs publics doivent assumer leurs choix, y compris économiques, parce que, répétons-le une fois de plus, une dépense inutile ou à l'efficacité marginale fait toujours défaut ailleurs. Il faut dire clairement si la décision est assise sur des considérations médicales ou économiques ; il faut savoir si l'on parle de médecine ou d'économie.

La seule manière de sortir de l'hypocrisie actuelle, c'est de s'astreindre à expliciter chaque décision. Qu'un gouvernement soit soucieux de l'emploi et de la présence d'une industrie pharmaceutique dynamique, nul ne songerait à le lui reprocher. Mais comment justifier que, à cause de la complexité et de l'opacité de l'organisation du marché du médicament, ce soit l'assurance maladie qui finance de telles politiques au prix d'une aggravation de son déficit ?

1. Agence nationale de sécurité du médicament et des produits de santé, Haute Autorité de santé, « Bon usage des agents antiplaquettaires », Recommandations de bonne pratique, juin 2012.

Repenser la politique du médicament

Revoir la politique du médicament pour lui donner du sens nécessite que l'État réinvestisse certains secteurs qu'il a abandonnés à l'industrie pharmaceutique en vue d'hypothétiques économies budgétaires de court terme. Il n'y aura pas de « grand soir » du médicament. Mais **il faut** identifier les leviers qui peuvent contribuer à remettre la politique du médicament dans le bon sens, celui d'une juste rémunération des produits qui favorisent l'innovation.

Il en existe deux principaux. Le premier, c'est l'autorisation de mise sur le marché (AMM), et le second l'évaluation du service médical rendu (SMR). Il faut cesser d'aborder la politique du médicament par les sujets secondaires. Souvenons-nous du projet de loi de financement de la Sécurité sociale 2015. Quelles étaient les dispositions concernant le médicament ? La plus spectaculaire, celle qui a fait couler le plus d'encre, était l'annonce, présentée comme une révolution, de la possibilité de vendre des médicaments à l'unité. Elle ne verra jamais le jour, je suis prêt à en prendre le pari.

Tant mieux, car c'est probablement la dernière des choses à faire. D'abord parce que c'est une source d'erreurs. Nous avons déjà oublié l'affaire du furosémide[1], qui a pourtant défrayé la chronique en juin 2013, lorsqu'une patiente a confondu ce diurétique avec un somnifère. Constatant une somnolence après la prise du médicament, elle alerte son pharmacien, qui ne s'aperçoit pas qu'un comprimé de somnifère a été remis par inadvertance par la patiente dans le blister de la boîte de furosémide. La

1. Agence nationale de sécurité du médicament et des produits de santé, « Historique d'une alerte résolue : Furosémide Teva 40 mg », Ansm.sante.fr.

« machine » s'emballe, des décès de patients sous furosémide sont signalés, l'usine Teva doit interrompre ses chaînes de fabrication, les lots de médicaments sont rappelés, 200 000 comprimés sont examinés avant que l'on s'aperçoive de l'erreur de la patiente... et du pharmacien. Peut-être faut-il se remémorer cet épisode tragicomique avant de se lancer dans l'aventure de la vente à l'unité...

Il existe beaucoup d'autres chantiers plus urgents. Le plus structurant est l'autorisation de mise sur le marché et l'évaluation en vie réelle. Viennent ensuite la pertinence de la prescription ; la formation des prix ; enfin la place des génériques puis la distribution des médicaments. Cet ordre ne doit pas conduire à relâcher les efforts sur les génériques, notamment parce que des économies importantes sont à portée de main. Mais chacun comprend que certains chantiers sont des dossiers de fond, de nature à modifier la « politique du médicament », et que d'autres sont des mesures techniques utiles, indispensables parfois mais qui ne sont pas de même nature.

Il est plus difficile de modifier des habitudes culturelles, mais doit-on se résoudre à ce que 90 % des consultations en France se terminent par la rédaction d'une ordonnance, alors que ce chiffre n'est que de 40 % aux Pays-Bas[1] ? Pourquoi une telle différence ? La dévalorisation des actes cliniques, qui demandent écoute et attention, a conduit à considérer la rédaction d'une ordonnance comme la fin normale d'une consultation – rédaction qui dispense de prendre le temps qui pourrait, qui devrait, être consacré aux conseils et aux explications. La domination du paiement à l'acte amplifie encore ce phénomène.

1. Caisse nationale d'assurance maladie, « Quel est le rapport des Français et des Européens à l'ordonnance et aux médicaments ? », Ars.sante.fr.

Cela a même conduit la HAS à publier une recommandation – malheureusement dans l'indifférence générale – sur le « développement de la prescription de thérapeutiques non médicamenteuses validées[1] ». Cette recommandation mérite pourtant une lecture attentive : elle a pour objectif d'identifier les freins organisationnels, économiques, socioculturels et symboliques qui existent sur le terrain et limitent le respect des recommandations de bonne pratique dans les prescriptions ! Combien de médecins en ont-ils eu connaissance, combien de décideurs l'ont-ils lue pour essayer d'en tirer quelque profit dans l'exercice de leurs responsabilités ?

> **« 90 % DES CONSULTATIONS EN FRANCE SE TERMINENT PAR LA RÉDACTION D'UNE ORDONNANCE, ALORS QUE CE CHIFFRE N'EST QUE DE 40 % AUX PAYS-BAS.**

Le second levier, c'est l'évaluation du médicament en vie réelle. Il faut absolument que l'État reprenne la main sur les études post-AMM, quand le médicament est prescrit à des malades souvent fragiles, avec plusieurs pathologies, des risques d'interactions médicamenteuses et des problèmes d'observance, voire en dehors des indications prévues par l'AMM. L'évaluation avant la commercialisation est indispensable, nous l'avons vu. Elle doit être plus sélective, mais elle doit être surtout renforcée par l'observation en vie réelle.

L'affaire du Médiator® a démontré qu'il aurait été possible de réagir plus tôt avec une meilleure exploitation des données disponibles. Nous pourrions être plus réactifs encore si l'on traitait toutes les données, si l'on interprétait tous les signaux. Les interrogations sur les risques de croisement de données, le refus de partager plus largement

1. Haute Autorité de santé, « Développement de la prescription de thérapeutiques non médicamenteuses validées », avril 2011.

les données publiques sous prétexte de préserver la confidentialité conduisent aujourd'hui à une véritable perte de chances pour les patients.

Les avancées dans le traitement des données offrent la possibilité de mettre en place des dispositifs de pharmacovigilance beaucoup plus réactifs et performants. Ainsi, il peut être envisagé de mettre plus rapidement à la disposition des patients des traitements innovants en renforçant la vigilance et la surveillance. C'est une nouvelle approche de la pharmacovigilance, de la pharmaco-épidémiologie qui est ainsi possible. Mais toutes ces études doivent être contrôlées, donc financées, par les pouvoirs publics.

Il faut que l'État reprenne la main sur l'évaluation. On ne peut prendre le risque de mettre plus rapidement sur le marché un produit prometteur sans une surveillance indépendante des industriels. Il faut que les pouvoirs publics maîtrisent les systèmes d'alerte et de surveillance et en soient responsables pour intervenir immédiatement si des signaux d'alarme se manifestent. C'est ainsi que l'on peut entrer dans un cercle vertueux : on encourage l'innovation, on permet un accès plus rapide aux nouveaux médicaments, à condition que l'État n'abandonne pas le terrain de l'évaluation post-AMM. Que l'on n'objecte pas le coût de l'évaluation pour les finances publiques : il est évidemment déjà supporté par la collectivité dans le prix du médicament.

La problématique de la prescription

Je ne crois pas à la vertu autoproclamée, que ce soit celle des médecins, celle de l'industrie pharmaceutique, celle de l'assurance maladie ou des mutuelles, d'ailleurs. Je crois beaucoup plus à une régulation qui valorise les comportements conformes à l'intérêt général. Aujourd'hui, un médecin n'est aucunement incité à prendre du temps pour écouter un patient, pour lui expliquer l'utilité d'un régime, d'un minimum d'activité physique. Mais tout le pousse à lui prescrire une pilule, qui aura probablement beaucoup moins d'efficacité sur sa santé mais qui économisera du temps médical.

La rémunération à l'acte pousse à la prescription. Pourtant, si l'on compare le coût direct d'un médecin pour la collectivité, c'est-à-dire ses honoraires, et le coût total de ses prescriptions, on constate que ces dernières sont 3 à 4 fois supérieures, même si elles varient beaucoup – notamment selon l'âge des médecins, les plus jeunes et les femmes prescrivant moins, ce qui est encourageant[1].

Les médecins généralistes le rappellent souvent, leur rémunération est, en France, plus faible que dans la plupart des pays voisins. Mais ils oublient de parler du coût de leurs prescriptions, pas toujours utiles, parfois dangereuses à cause des interactions médicamenteuses. Il faut aller vers un système « gagnant-gagnant » qui permette aux médecins de consacrer le temps nécessaire à leurs patients et, en contrepartie, de moins prescrire. C'est un changement profond du mode de rémunération des médecins qui s'impose, avec une rétribution sur objectifs – des objectifs de meilleure prescription.

Je crois que beaucoup de médecins y sont prêts, à condition qu'ils soient mieux associés à la définition des objectifs et à la mesure des résultats. La meilleure preuve ?

1. Philippe Masson, « La prescription des médecins généralistes : conflit entre la profession médicale et l'assurance maladie », *Sociétés contemporaines*, 2011/3.

L'expérience récente du Rosp (Rémunération sur objectifs de santé publique). Cette idée hérissait encore les syndicats médicaux il y a peu. Lorsqu'elle a été lancée par la Cnamts (Caisse nationale de l'assurance maladie des travailleurs salariés), elle a été adoptée par les praticiens, qui n'ont pas suivi les « consignes » syndicales. Aujourd'hui, elle est admise, elle est même souvent revendiquée. Essayons d'aller plus loin avec de véritables objectifs de diminution de la prescription, particulièrement pour les personnes âgées, chez lesquelles les effets iatrogènes sont beaucoup plus importants que chez les autres patients.

“ C'EST UN CHANGEMENT PROFOND DU MODE DE RÉMUNÉRATION DES MÉDECINS QUI S'IMPOSE.

Pour améliorer la qualité de la prescription, il faut aussi que les prescripteurs reconquièrent leur indépendance vis-à-vis de l'industrie pharmaceutique. Cette indispensable indépendance ne passe pas par la multiplication des dispositions tatillonnes, comme l'obligation actuelle de déclarer tout cadeau de plus de 10 euros, qui n'a aucun sens.

Il y a en revanche des domaines pour lesquels il n'est pas sain de laisser le champ libre à l'industrie ; en premier lieu, à l'hôpital, où cette dernière a souvent portes ouvertes. Si les laboratoires s'y intéressent autant, c'est notamment à cause des enjeux économiques de la primo-prescription hospitalière. Peu d'entre nous savent que si le prix des médicaments est encadré en ville, il est libre à l'hôpital, pour permettre de les acheter moins cher.

Mais c'est une économie qui va finalement coûter très cher à la collectivité par une augmentation des dépenses en ville. Les laboratoires sont en effet prêts à tous les « sacrifices » pour que leurs médicaments soient prescrits en première intention à l'hôpital, car ils savent que le renouvellement est ensuite quasi automatique par les médecins de ville. Bien évidemment, en ville le prix n'est plus le même, et l'investissement que représente l'apparent cadeau à l'hôpital est vite amorti. D'autant plus que ce sont les médicaments les plus chers en ville qui sont généreusement offerts à l'hôpital...

L'hôpital, l'État et l'industrie des médicaments

Une anecdote permet de mesurer l'importance que l'industrie attache à ces pratiques. Lorsque je siégeais au collège de la Haute Autorité de santé, le plus gros conflit que j'aie connu avec l'industrie pharmaceutique a porté sur les logiciels d'aide à la prescription hospitalière. L'objet en était apparemment anodin : le logiciel devait-il faire apparaître le coût de la prescription en ville ?

Il me paraissait normal que le médecin hospitalier connaisse la conséquence de ses actes, de ses prescriptions, puisqu'elles étaient appelées à être renouvelées en ville. Il y eut une forte pression du Leem[1], qui a utilisé tous les recours possibles – auprès de la ministre bien sûr, mais aussi jusqu'à l'Élysée. Je dois dire que la ministre de la Santé, qui était à l'époque Roselyne Bachelot, n'a pas cédé, mais le lobbying a néanmoins été efficace : le référentiel du logiciel d'aide à la prescription a vu sa publication retardée. Sa dernière version mentionne non pas le prix du produit, mais le prix de la « dose unitaire moyenne par unité de prescription », dont personne ne sait ce qu'il représente !

Cet exemple est une illustration de la trop grande présence de l'industrie pharmaceutique à l'hôpital. On sait très bien que dans les hôpitaux l'accueil des internes est

1. Les Entreprises du médicament, organisation professionnelle qui fédère les entreprises du médicament opérant en France.

souvent organisé et financé par l'industrie pharmaceutique, qui repère les étudiants à potentiel, les finance, non pas en les « achetant » bien sûr, mais en les aidant dans le déroulement de leur carrière. Les internes et les chefs de clinique ont besoin de publier, de préférence dans des revues anglo-saxonnes, et ils doivent, par exemple, traduire leurs travaux. Les plus brillants n'auront aucun mal à faire financer ces traductions, voire à faire prendre en charge le coût d'un attaché de recherche clinique pour les aider dans la réalisation et le suivi des études.

Là encore, c'est la défaillance des pouvoirs publics – qui ont négligé le financement des études cliniques, de la participation à certaines réunions scientifiques – qui laisse le champ libre à l'industrie pharmaceutique. Cette dernière s'attache ainsi la reconnaissance de ceux dont elle facilite la nomination et qui exerceront demain leur leadership dans la profession. Il ne faut pas penser que l'influence des industriels sur les médecins passe par une corruption grossière. Si cela existe, c'est évidemment très marginal. Leur pouvoir s'exerce de manière plus subtile ; les médecins estiment d'ailleurs en toute bonne foi y résister.

Le seul moyen de mettre fin à ces pratiques est de renforcer les financements sur fonds publics dans les domaines où leur absence peut altérer l'indépendance des médecins. Finançons davantage les travaux de recherche, trouvons les moyens d'encourager les aides à la publication pour permettre aux médecins français d'être plus présents dans les revues internationales à fort impact scientifique.

Ce n'est qu'un exemple. Il faut identifier les secteurs clés qui doivent être réinvestis par les pouvoirs publics : la formation, les publications scientifiques, le financement des études cliniques. Ce serait beaucoup plus efficace que de mettre en place des procédures de contrôle pesantes, que d'espérer maîtriser le discours des visiteurs médicaux, que de surveiller les médecins comme des délinquants potentiels. Il suffit d'imaginer des mécanismes qui permettent à chacun de retrouver son libre arbitre, aux médecins d'exercer une démarche critique vis-à-vis de l'information qu'ils reçoivent, de redonner à l'État la place qui doit être la sienne.

Les évolutions observées depuis quelques années après la modification des règles de publication des études sur les médicaments montrent que des progrès sont possibles. Le constat était accablant : les études présentant des résultats peu favorables aux produits étaient moins souvent publiées que les autres, qui font parfois l'objet de publications multiples pour donner l'idée fausse qu'il s'agit d'essais différents. La revue *Prescrire* citait en 2006[1] des travaux montrant qu'une étude était de 4 à 6 fois moins souvent publiée si les résultats n'étaient pas ceux qui étaient espérés, et pas à cause d'un refus de la part des revues !

De nombreux pays ont cherché à rendre les résultats plus transparents en créant un enregistrement préalable obligatoire de tous les essais cliniques, ce qui a d'ailleurs conduit l'OMS à mettre en place un outil regroupant tous les registres, l'ICTRP (International Clinical Trials Registry Platform). Certes, ces outils sont imparfaits, les déclarations ne sont pas encore exhaustives et les essais non publiés sont encore trop nombreux, mais cette mesure simple a eu des effets immédiats : le pourcentage d'essais positifs a aussitôt diminué de façon spectaculaire, reflétant mieux la réalité. Un article[2] qui présente les différences de

1. « Essais cliniques en France : trop de résultats non publiés », *Prescrire*, 2006, p. 533-534.
2. PLoS ONE, août 2015, Plosone.org.

résultats des études avant leur publication systématique et après démontre l'impact de cette mesure : sur un échantillon comparable concernant la même pathologie, le pourcentage d'essais indiquant un bénéfice est tombé de 57 % à 8 % !

C'est avec des mesures de ce type, assurant davantage de transparence, mettant à la disposition de tous les différents éléments d'appréciation, que l'on développera les démarches critiques et les contre-pouvoirs. Il est illusoire de penser qu'un médecin pourra lire les milliers d'études publiées, mais les rendre accessibles à tous permet des analyses et expressions indépendantes des promoteurs des études.

C'est davantage en favorisant l'émergence de contre-pouvoirs qu'en renforçant les contrôles que l'on pourra lutter contre l'influence des industriels sur les prescripteurs. Il faut laisser le maximum de marge de manœuvre aux acteurs. L'État doit s'interroger pour savoir comment il peut contribuer à apporter des réponses aux questions essentielles. Il n'est pas dépourvu de moyens d'action.

La sécurité des patients ne risque-t-elle pas d'être sacrifiée au profit des intérêts financiers ? Le prix des médicaments est-il toujours justifié ? Quelle est l'indépendance réelle des prescripteurs ? Redonner du sens à l'autorisation de mise sur le marché peut passer par l'application de quelques règles simples. Si l'on veut faire du progrès médical le critère premier pour justifier l'arrivée d'un nouveau médicament sur le marché, il faut refuser les essais comparatifs contre placebo dès lors qu'un traitement existe déjà : la comparaison doit se faire avec ce dernier pour juger si un nouveau produit apportera ou non un bénéfice aux patients.

Au-delà de la mise sur le marché, quelles sont les marges de manœuvre pour fixer un prix du médicament qui concilie deux objectifs apparemment contradictoires – un prix supportable pour la collectivité qui préservera l'accès de chacun aux médicaments, mais aussi une juste rémunération des industriels qui leur permettra d'investir, d'innover ?

Aujourd'hui, après les étapes de mise sur le marché, d'évaluation du rapport bénéfice/risque puis du service médical rendu (SMR), qui doit déterminer le taux de prise en charge, intervient l'évaluation de l'amélioration du service médical rendu (ASMR). S'il n'y a pas d'amélioration par rapport aux produits déjà sur le marché, le prix fixé doit être inférieur aux produits existants. Cela peut paraître économiquement cohérent… à condition d'admettre qu'il est normal d'ajouter un nouveau produit à la pharmacopée même s'il n'apporte aucune amélioration. Il serait préférable de fusionner SMR et ASMR, ce qui permettrait de juger du médicament en le comparant avec les produits existants. C'est une proposition qui a déjà été faite à de nombreuses reprises.

Il faut simplifier pour rendre les décisions plus lisibles. Le modèle économique du médicament favorise les situations de rente mais est marqué par une forte instabilité des règles qui fragilise la profession. L'industrie pharmaceutique est une industrie comme les autres : elle a besoin de pérennité, de visibilité et de stabilité. Elle est aujourd'hui moins pénalisée par les contraintes qui pèsent sur elle que par le changement incessant des règles. Cette instabilité renforce la prééminence de la logique financière de court terme sur la logique industrielle de long terme. Les dirigeants de filiales nationales des groupes mondiaux sont de plus en plus contraints par les exigences de rentabilité immédiate, les fluctuations monétaires, et de moins en moins en mesure d'impulser une véritable politique industrielle.

Il faut rendre aux laboratoires des marges de manœuvre industrielles en ne les soumettant pas à d'incessants changements. L'État doit assumer pleinement son rôle de régulateur dans les domaines où il est légitime. Il est paradoxal de le voir déserter des champs dans lesquels il peut et doit agir et compenser cette absence en multipliant les contraintes administratives et réglementaires qui ne font qu'augmenter la complexité et les possibilités de contournement.

Le médicament demain

Une première action pourrait concerner les taux de remboursement, qu'il convient évidemment de simplifier. Aujourd'hui, ils ont pris une dimension symbolique absurde. Les mesures qui suscitent le plus d'émoi sont les déremboursements de médicaments, alors que leur effet demeure marginal sur les « restes à charge » des patients. Personne ne s'émeut de l'absence de tarifs opposables, c'est-à-dire correspondant aux bases de remboursement de la Sécurité sociale, sur de nombreux dispositifs médicaux indispensables à la vie quotidienne de millions de personnes en situation de handicap. Cette anarchie tarifaire est pourtant à l'origine de restes à charge considérables, et les enjeux sont bien plus importants que pour des médicaments au prix accessible.

Cessons de considérer que la Sécurité sociale trahit ses idéaux fondateurs lorsqu'on supprime un remboursement de quelques euros pour un médicament à l'efficacité douteuse utilisé de temps à autre. En procédant ainsi, on contribue à sacraliser le médicament. Laissons se développer l'automédication pour les produits aux risques limités, comme cela se fait dans bien d'autres pays. Aujourd'hui, plus personne ne peut sérieusement prétendre que le remboursement d'un antalgique ou d'un laxatif est un enjeu majeur pour la solidarité dans notre pays.

Pour les médicaments, allons vers un taux unique de remboursement en fusionnant les taux à 65 % et 30 %. Cela permettrait d'aligner la France sur la très grande majorité des pays européens et serait aussi la conséquence logique d'une simplification et d'une clarification des modalités d'évaluation du médicament. Un indicateur, la valeur thérapeutique relative (RTV) – pour reprendre la terminologie du rapport sur l'évaluation du médicament[1] de novembre 2015 –, pourrait regrouper le SMR (service médical rendu) et l'ASMR (amélioration du service médical rendu). Cet indicateur comparerait le nouveau produit au meilleur traitement disponible. Une telle simplification faciliterait le déremboursement des médicaments peu utiles.

Certains médicaments « méritent » d'être remboursés par la collectivité, d'autres non ; cela ne signifie pas qu'ils sont sans effet, ils sont simplement plus accessibles financièrement… et non indispensables. Le Pr Claude Béraud, ancien médecin-conseil national de la Cnamts et auteur d'un rapport devenu célèbre sur la lutte contre les abus publié par le *Quotidien du médecin* sous le titre « Le testament assassin du médecin-conseil national[2] », disait

1. Dominique Polton, « Rapport sur la réforme des modalités d'évaluation des médicaments », novembre 2015, Medicaments.social-sante.gouv.fr.
2. *Le Quotidien du médecin*, n° 5023, 10 septembre 1992.

souvent qu'un « rhume non soigné durait une semaine mais qu'avec des médicaments il pouvait passer en sept jours » ! Au-delà de la formule, plaisante, est-ce que la solidarité nationale doit forcément intervenir pour un rhume ?

Je n'en suis pas convaincu, surtout au regard des priorités que nous négligeons aujourd'hui. Ne pas rembourser un médicament ne veut pas dire qu'il ne sert à rien, c'est simplement reconnaître que, s'il existe des domaines dans lesquels l'intervention de la solidarité nationale est nécessaire pour assurer l'égalité d'accès aux soins, il en est d'autres où elle n'est pas indispensable.

Si une telle prise de conscience permettait de limiter la consommation de médicaments dont on peut se passer sans pertes de chances, cela contribuerait à limiter également les conséquences des interactions médicamenteuses. Les estimations varient, mais chacun s'accorde sur les ordres de grandeur : la iatrogénèse[1] médicamenteuse fait chaque année entre 8 000 et 13 000 victimes selon les estimations, certes pas toutes évitables. N'oublions pas pour autant que le médicament sauve un nombre de vies beaucoup plus considérable ! Mais lorsque entre 10 et 20 % des hospitalisations des personnes âgées sont dues à la iatrogénèse médicamenteuse[2], même si elles ne sont pas toutes évitables, on ne peut rester sans agir, surtout quand des marges de progrès importantes existent.

Je rêve que soit organisée une consultation périodique de révision des prescriptions médicamenteuses pour les personnes âgées afin que nous nous interrogions

1. La iatrogénèse médicamenteuse désigne les effets indésirables provoqués par les médicaments.

2. Haute Autorité de santé (Pr Sylvain Legrain), « Consommation médicamenteuse chez le sujet âgé. Consommation, prescription, iatrogénie et observance », 2005.

régulièrement sur la pertinence des prescriptions et que nous améliorions l'observance. Une telle initiative aurait probablement beaucoup plus d'impact sur la qualité de la prise en charge que les consultations de prévention, souvent évoquées, mais dont l'utilité reste à démontrer en l'absence d'organisation du suivi.

Mon jugement peut sembler sévère, voire injuste, au regard des progrès apportés par le médicament. Mais c'est précisément son efficacité, son rôle irremplaçable qui doivent nous conduire à beaucoup de rigueur pour ne pas jeter l'opprobre sur toute la pharmacopée à cause des quelques abus ou excès. Lorsque l'ensemble de la profession « couvre » des dysfonctionnements ou des comportements répréhensibles, les premières victimes sont les médicaments efficaces, les industriels innovants et les patients, qui risquent de perdre confiance.

En France, nous avons la chance de ne pas avoir de limitation dans l'accès aux nouveaux médicaments. Récemment, le cas du Sovaldi®, remède de dernière génération contre l'hépatite C, efficace à 95 %, a défrayé la chronique. Rien d'étonnant lorsqu'on connaît son prix : 41 000 euros pour trois mois de traitement[1]...

Au-delà des mécanismes de remises évoqués précédemment, un nouveau mode de rémunération de type « satisfait ou remboursé » se dessine pour les molécules les plus chères. Il s'agirait de ne payer que les traitements efficaces. On imagine aisément à quel point mesurer de tels résultats serait compliqué. Le médicament mérite mieux que d'obscurs marchandages. Il faut, pour éviter que des prix prohibitifs ne mettent en péril la prise en charge

1. « Hépatite C : bataille pour l'accès à un traitement révolutionnaire », Chloé Hecketsweiler, Paul Benkimoun, *Le Monde*, 22 janvier 2015.

socialisée, réfléchir rapidement à une politique des prix qui intègre les contraintes de la prise en charge collective. La difficulté réside dans la cohabitation entre un marché de plus en plus mondialisé et des systèmes de protection sociale très divers, des modes d'accès aux traitements hétérogènes fondés sur des valeurs et des cultures différentes.

N'oublions pas que la France demeure l'un des rares pays à ne pas mettre de limite aux remboursements. Les Anglais ne remboursent les traitements qu'en deçà de 30 000 livres[1] par « année de vie sauvée en bonne santé ». Aux États-Unis, de manière moins formelle, il existe un seuil à 50 000 dollars[2].

Ne regarder l'avenir du médicament qu'au travers du prisme des difficultés actuelles – des laboratoires qui sacrifient la recherche à la course à la taille, un modèle de fixation des prix qui ne peut être durable – pourrait conduire à des conclusions très pessimistes. Ce ne doit pas être le cas. Demain, les médicaments seront des biomédicaments, issus des biotechnologies et de la connaissance du génome humain. On sait déjà fabriquer des anticorps monoclonaux ou polyclonaux qui peuvent corriger un système immunitaire défaillant. Ces innovations vont-elles s'accompagner de l'invention de nouveaux modèles de production, d'une autre organisation de la recherche, de l'émergence d'une nouvelle logique économique ?

On peut l'espérer en observant la création de Généthon Bioprod[3], le premier laboratoire à but non lucratif. Créé par l'Association française contre les myopathies (AFM)

1. Environ 37 000 euros en avril 2016.
2. Environ 45 000 euros.
3. « Le Généthon Bioprod invente les médicaments du futur », *Le Figaro*, 28 juin 2016.

et un fonds de la Banque publique d'investissement, ce laboratoire devrait déposer ses premiers dossiers pour produire et commercialiser des « gènes médicaments » en 2016.

Qui aurait pu imaginer qu'une structure non lucrative allait devenir le premier centre au monde de production de médicaments de thérapie génique, production qui suppose des unités de confinement, l'utilisation de bioréacteurs, bref une maîtrise parfaite des process de production les plus sophistiqués ? N'est-ce pas là l'occasion de ne plus regarder le médicament de demain avec nos yeux d'hier, de nous détacher de modèles trop souvent considérés comme immuables ?

Le progrès scientifique doit être l'occasion d'une remise en cause de nos modes d'organisation, l'AFM nous en offre une remarquable démonstration, qui doit redonner confiance et espoir. N'ayons pas peur de répéter qu'il faut ouvrir le débat sur les mesures à prendre pour sauvegarder notre système de protection sociale. Je suis pour ma part attaché à ses valeurs, qui permettent l'accès de tous aux traitements. Mais n'oublions pas que ce principe trouve son origine dans l'intérêt des patients et non dans celui des producteurs de médicaments.

5

Risque et précaution

Accepter le risque ? Mais lequel ? La santé n'est pas sans risque, mais vivre sans risque n'a guère de sens. Santé et risque, un couple indissociable et impossible. De quel risque parle-t-on ? Et de quelle santé parle-t-on ?

Exemple de ces pas de deux : nous ne traitons pas de la même manière les risques inhérents aux actes médicaux ou aux médicaments – vis-à-vis desquels nous exigeons une sécurité absolue – et les risques liés aux comportements individuels, qui font l'objet de beaucoup plus de tolérance. Il existe même des risques valorisants, valorisés, tels ceux qui sont liés à certains sports extrêmes. Pourquoi ces différences ?

Est-ce dû au fait que certains sont subis, d'autres choisis ? Probablement, au moins en grande partie – et cela est finalement réconfortant –, la liberté de faire ou de ne pas faire relevant du jugement de chacun. Mais cette distinction entre risque subi et risque choisi est-elle la seule grille de lecture ? Comment ne pas constater que la pratique de sports extrêmes est plutôt l'apanage des catégories socioprofessionnelles favorisées, alors que le tabagisme et, à un degré moindre, l'alcoolisme sont plus présents dans les catégories moins favorisées, ce qui relativise la notion de « libre choix » du risque ? Ce n'est évidemment pas l'ignorance des conséquences du tabac qui conduit à fumer : tout le monde les connaît. D'ailleurs, les médecins fument autant que le reste de la population[1].

Autre paradoxe : les études de l'Inpes[2] montrent que l'augmentation du prix du tabac a plus d'effets sur les catégories économiquement favorisées que sur les autres. Cela semble à première vue étonnant ; ça ne l'est pas pour ceux qui travaillent sur les inégalités face à la prévention. Se projeter dans l'avenir suppose un minimum de « confort » que ne connaissent pas ceux qui vivent au jour le jour. Se représenter un risque qui surviendra dans vingt ou trente ans n'est pas une priorité quand on ne sait pas de quoi demain sera fait.

Pourquoi accepte-t-on certains risques et pas d'autres ? Est-ce lié à leur importance en nombre de vies perdues ? À notre capacité d'agir ? À l'acceptation de mesures contraignantes ? Deux domaines ont connu ces dernières décennies de remarquables évolutions en termes d'acceptation de mesures touchant à la liberté individuelle : la sécurité routière et le tabac.

Le port obligatoire de la ceinture n'est plus aujourd'hui contesté. Pour les limitations de vitesse, des réticences persistent parce que la voiture reste un symbole de plaisir, et que les performances demeurent un argument de vente

1. « Les médecins négligent leur santé », *Le Figaro*, 4 février 2009.
2. Institut national de prévention et d'éducation pour la santé, Inpes. sante.fr.

même si elles ne peuvent être utilisées. Mais, globalement, les contraintes sont admises. Pour le tabac, cela a été plus vite encore.

Mais les mesures les plus efficaces ont toujours du mal à intégrer les stratégies publiques, notamment à cause du risque de stigmatisation qu'elles génèrent. Des actions ciblées ont été engagées autour du sida, avec succès le plus souvent, mais pas suffisamment pour le tabac ou l'alcool. Il reste toujours délicat de mettre en place des programmes spécifiques pour les chômeurs de longue durée par exemple, mais il faut réfléchir à la manière de développer de telles actions, d'abord avec les premiers concernés.

Le risque au prisme du social

C'est l'enjeu premier. Le risque est le miroir déformant de nos inégalités de santé. Si l'on veut améliorer l'état de santé de la population, il faut d'abord agir sur les inégalités. C'est en diminuant les disparités, en rapprochant les modes de vie que l'on améliore les indicateurs sanitaires.

Quand on observe la corrélation entre les indicateurs de mortalité et de morbidité et les indicateurs économiques et sociaux, c'est l'homogénéité des modes de vie, des inégalités pas trop marquées qui favorisent le meilleur état de santé de la population. Les inégalités sont à la fois cause et conséquence d'une santé dégradée. Elles sont aujourd'hui renforcées par la perception d'une précarisation dont nul n'est à l'abri.

La précarité n'est plus réservée à ceux qui n'ont pas de diplôme, pas de formation. La précarité, ce n'est plus seulement pour les autres. Même ceux qui sont dans une situation confortable ont conscience que tout peut être remis en question. La rupture peut intervenir à tout moment. Perte d'emploi et divorce par exemple peuvent conduire à la rue extrêmement rapidement.

Notre société connaît une double évolution, d'abord un sentiment de régression, davantage lié à la crainte, à l'absence de sécurité, qu'à la réalité, du moins pour le plus grand nombre. En effet, depuis le début de la crise économique, nous n'en avons pas supporté collectivement les conséquences mais n'en faisons payer le prix qu'à une minorité, prix d'autant plus élevé qu'il n'est pas partagé. Ensuite, une aversion au risque, produit de cette crainte, de cette absence de confiance dans l'avenir.

> **« SI L'ON VEUT AMÉLIORER L'ÉTAT DE SANTÉ DE LA POPULATION, IL FAUT D'ABORD AGIR SUR LES INÉGALITÉS.**

Le risque alimentaire

Nos aliments ressemblent à nos modes de vie. Personne ne peut contester que jamais l'alimentation n'a été d'aussi bonne qualité dans l'histoire de l'humanité. La première raison tient à l'arrivée des réfrigérateurs « Frigidaire » – marque devenue nom commun –, qui a considérablement réduit les intoxications. La seconde, ce sont les contrôles et la surveillance, qui conduisent parfois les médias à s'indigner qu'il y ait un peu de viande de cheval cachée derrière un troupeau de bœufs plus souvent qu'ils ne soulignent l'effet positif de ces contrôles sur la qualité de notre nourriture. Nul ne peut nier que les intoxications alimentaires sont devenues rares. Quand elles surviennent, les outils à notre disposition permettent, en général, avec des enquêtes très efficaces qui pourraient inspirer des romans policiers, d'en connaître rapidement l'origine, de rappeler les produits en cause et d'en tirer des leçons pour l'avenir.

Et, pourtant, le sentiment d'une « malbouffe » généralisée se développe, assorti de craintes irraisonnées devant les OGM, ces fameux organismes génétiquement modifiés, assimilés à des monstres sortis des griffes de savants fous. Souvenons-nous pourtant que l'homme, depuis qu'il est agriculteur, modifie le patrimoine génétique des plantes et des animaux, par la sélection d'abord et par les hybridations ou les croisements ensuite.

Bien sûr, on réserve plutôt le terme « OGM » aux modifications résultant du génie génétique, qui fait partie de l'ensemble plus vaste de la biologie moléculaire. Mais qu'est-ce que la biologie moléculaire sinon l'étude de processus de réplication du matériel génétique ? Nous sommes davantage face à un changement d'échelle que face à un changement de nature. Sans écarter des questions importantes, comme la préservation de la diversité, les risques de monopoles économiques, la pollution génétique de l'environnement, serait-il raisonnable de se passer de progrès qui permettent une meilleure résistance à la sécheresse, à certains parasites, et donc d'éviter l'emploi d'insecticides plus agressifs ?

Le vrai risque alimentaire aujourd'hui, ce n'est pas le risque d'empoisonnement avec un produit de mauvaise qualité, mais la façon de se nourrir… évidemment liée au niveau économique. Qu'est-ce qui est aujourd'hui un produit de luxe ? Ce sont les fruits et légumes. Il suffit de faire le marché pour s'en apercevoir.

La nutrition concentre tous les paradoxes. Malgré les progrès, la malnutrition concerne encore 800 millions de personnes dans le monde – un enfant en meurt toutes les six secondes[1] –, et parallèlement les pathologies liées aux excès d'alimentation se développent : maladies cardio-vasculaires, cancers, obésité bien sûr.

Je suis parfois choqué par notre propension à nous réfugier derrière des formules magiques dont nous oublions le sens, comme souvent celui des prières rituelles. Il ne s'agit pas d'imposer des changements de comportement de manière autoritaire ou de développer une culpabilisation excessive, mais d'essayer d'offrir de réels choix à chacun. Comment entendons-nous des messages tels que « L'alcool nuit à votre santé » ou « Mangez cinq fruits et légumes par jour » alors que nous ne les voyons qu'accolés à une publicité évidemment séduisante et alléchante pour des produits ou aliments qui tournent le dos à ces injonctions ? Ils sont censés contrebalancer les messages publicitaires, mais qui fait encore attention à cette petite ligne en bas des publicités ?

Il serait beaucoup plus utile mais moins spectaculaire de promouvoir plus vigoureusement une nutrition équilibrée dans les lieux de restauration collective, dans les écoles, ce qui commence à être fait. Mais il reste beaucoup à accomplir. Peu d'entre nous savent que la teneur en sucre maximale dans de nombreux produits alimentaires manufacturés (yaourts, sodas) était, il y a peu de temps encore, plus élevée dans les départements et territoires d'outre-mer qu'en métropole – avec de lourdes conséquences sanitaires, notamment en termes d'obésité, de prévalence du diabète, tout particulièrement à La Réunion.

1. Organisation des Nations unies pour l'alimentation et l'agriculture, 14 septembre 2010. www.fao.org/news/story/fr/item/45232/icode/

Le risque de la proximité

Volontairement, j'associe ces deux notions : le risque et la proximité. La proximité, est-ce un risque ou est-ce une chance en matière de santé ? C'est une notion qui mérite réflexion ; elle associe l'idée de risque à l'organisation de notre système de santé, comme l'a estimé, à juste titre, le Haut Comité de santé publique (HSCP), puisque c'est l'un des premiers sujets dont il se soit emparé peu de temps après sa création, en 1992.

Voilà l'histoire. Fermer ou pas les petites maternités ? À la suite d'un premier travail sur la sécurité des conditions de maternité et de naissance, le ministre de la Santé, Bernard Kouchner, avait demandé au HCSP de poursuivre sa réflexion en incluant une hiérarchisation des maternités et leur organisation en réseau. Ce rapport, intitulé « La sécurité et la qualité de la grossesse et de la naissance[1] », rappelait qu'« il y a en France chaque année environ 750 000 naissances mais 5 000 mort-nés, 7 000 décès au cours de la première année, 15 000 handicaps sévères, notamment cérébraux et 105 femmes meurent encore à la suite de complications de leur grossesse ou de leur accouchement. Une proportion non négligeable de ces diverses éventualités est évitable ».

La restructuration des maternités s'est appuyée sur les conclusions de ce rapport. Il était recommandé, en cas de risques prévisibles, le transfert prénatal des mères vers des structures équipées d'un centre de néonatalogie. L'objectif était bien clair : diminuer la mortalité périnatale et éviter les handicaps. Des normes ont été élaborées en matière de personnel, de locaux, d'équipements. C'est ainsi que

1. Rapport de janvier 1994, Hcsp.fr.

le seuil, désormais fameux, de 300 accouchements par an (moins de 3 % des naissances ont lieu dans des maternités pratiquant un nombre d'accouchements inférieur) a été défini puis repris dans le Plan périnatalité.

Un an plus tard, début 1995, la maternité de La Mure, qui ne pratiquait qu'un peu plus de 100 accouchements par an et ne disposait plus d'obstétriciens, est fermée. Deux mois plus tard, une future maman de La Mure perd son enfant, le transfert à Grenoble ayant été décidé tardivement et dans de mauvaises conditions. L'émoi est important, et c'est aussitôt un déferlement médiatique... Le procès des fermetures de maternités est ouvert.

L'émotion emportant toute rationalité sur son passage, les fermetures sont rapidement présentées comme des mesures à finalité exclusivement économique, dissimulées derrière un discours sur la sécurité. Le débat perd toute mesure. Il est possible d'en juger en relisant des propos tenus lors du Xe Colloque national de démographie à Bordeaux quelques années plus tard : « Demain la géographie des maternités en France pourrait laisser de grands espaces vides, comme la géographie des stations de métro restées ouvertes à Paris pendant l'Occupation[1]. » Sans commentaire !

Emporté par son élan, le même auteur poursuit : « Au vu des tendances actuelles, le chiffre des naissances devrait diminuer de 20 % d'ici 2020, ce qui accentuerait le vieillissement et la désertification. » Les derniers chiffres connus à la date de ce congrès étaient ceux de 1995, soit 729 000 naissances... ce qui, selon l'auteur, aurait dû conduire à 583 000 naissances en 2020. Rassurons-nous,

1. Dans « Démographie et aménagement du territoire », Actes du Xe Colloque national de démographie, Bordeaux, 1999, p. 267.

nous avons enregistré plus de 800 000 naissances en 2014 pour la deuxième année consécutive. De tels excès illustrent la difficulté à aborder ces sujets lorsqu'ils sont rattrapés par des drames individuels qui font perdre recul et raison.

Revenons à la situation de la maternité de La Mure. Cette petite ville de 6 000 habitants, à 40 kilomètres au sud de Grenoble, sur le plateau matheysin, est très fragilisée économiquement depuis la fermeture de la mine de charbon, qui a accéléré le déclin de ce territoire. Cela préoccupe la population, et le maintien de services publics devient un enjeu économique et symbolique important. Dans ces situations, les infrastructures sanitaires sont toujours les sujets les plus sensibles, essentiellement parce que l'on confond proximité et sécurité.

Pourtant, ceux qui connaissent la réalité des conditions de sécurité et de qualité offertes dans ces structures à l'activité insuffisante vont se faire soigner ailleurs. Le reconnaître permettrait de se demander s'il est légitime qu'au nom de l'aménagement du territoire seuls ceux qui n'ont pas la possibilité d'aller ailleurs courent un risque accru ! Le remplacement de structures au niveau de sécurité insuffisant par des services mieux adaptés, comme cela a été ensuite le cas à La Mure avec la création d'un centre périnatal assurant suivi de la grossesse et préparation à la naissance, est la solution la plus satisfaisante.

Lors du drame de mars 1995, il n'y avait pas d'obstétricien à La Mure. Le suivi de la grossesse était assuré par un généraliste, circonstance qui n'a pas permis d'anticiper les difficultés et d'organiser une prise en charge dans de bonnes conditions. À l'époque, tout le monde s'était dit que la mort de cet enfant – qui est évidemment un drame pour ses parents – était la conséquence de la fermeture de la maternité. La question du suivi et de la qualité du suivi de cette maternité n'était pas audible, donc pas posée. Si la publication des résultats de toutes les structures sanitaires était la règle, la population comprendrait beaucoup mieux que la proximité peut être un risque, qu'elle n'est en tout cas pas toujours souhaitable, surtout lorsqu'il s'agit de prises en charge d'une durée limitée liées à des événements rares.

Comment, dès lors, aborder cette question avec une vision plus large et moins manichéenne ? Le mélange entre approches budgétaires – dans un secteur où les déficits font, hélas, partie de notre culture et conduisent à traiter les structures sanitaires avec plus de laxisme que les autres services publics – et inquiétudes devant le risque de désertification médicale ne facilite pas le débat.

De la prévention du risque organisationnel

Une bonne prise en charge ne dépend pas que de la présence d'hôpitaux ou de maternités. Le comprendre permettrait d'ouvrir enfin le débat sur le poids exorbitant de l'hôpital en France par rapport aux autres pays.

C'est vrai sur le plan des dépenses. La Cour des comptes rappelle dans son dernier rapport sur la Sécurité sociale[1] que les dépenses hospitalières en France représentent 38 % des dépenses de santé, quand la moyenne européenne est de 31 %. L'écart est considérable. C'est également vrai en nombre de lits, puisque, si l'on se réfère aux standards internationaux, sur 400 000 lits, 100 000 seraient à supprimer. Des chiffres qui devraient inciter à agir, et vite !

1. Rapport de la Cour des comptes sur l'application des lois de financement de la Sécurité sociale, 15 septembre 2015.

Il serait injuste de dire que rien n'est fait : il existe des secteurs où la restructuration a commencé – le service de chirurgie de La Mure a d'ailleurs fermé peu de temps après la maternité, avec en contrepartie un renforcement de son pôle de médecine... sans battage médiatique ! Il en est d'autres au contraire où l'offre hospitalière se développe, comme les urgences. Ce développement est à la fois la cause et la conséquence de l'inorganisation de la médecine de ville.

Il est heureux que le secteur dans lequel des progrès ont été réalisés, même s'ils sont insuffisants, soit celui dans lequel qualité et sécurité sont le plus liées au volume d'activité : la chirurgie. Il reste encore 18 000 lits excédentaires dans cette spécialité, mais 32 000 ont déjà été supprimés, le plus souvent sans problème majeur. C'est l'inverse dans les services d'urgence... On a augmenté la capacité de 30 % en dix ans. Pourquoi ? Parce que l'on n'a pas eu le courage de s'attaquer à l'organisation de la médecine de ville, à la permanence des soins, à l'organisation des gardes, aux besoins des médecins libéraux pour assurer ces missions... Ce qui aurait été beaucoup moins coûteux que le développement des urgences.

La lecture des rapports successifs de la Cour des comptes est édifiante. Estimée en 2007 à 223 euros le passage[1] à l'Assistance publique de Paris, la fréquentation des services d'urgence s'établit en 2012 à 18,5 millions de passages, contre 7 millions en 1990. Il n'est guère étonnant que la progression la plus forte concerne les passages aux urgences non suivis d'hospitalisation, qui s'apparentent en fait à des consultations non programmées !

1. Rapport public annuel 2007.

Pourquoi les médecins libéraux n'assurent-ils pas mieux la permanence des soins ? Bien sûr, l'aspiration à de meilleures conditions de vie et de travail pour les médecins comme pour le reste de la population n'y est pas étrangère. Des expériences de maisons médicales de garde ont été tentées avec des succès divers qui tiennent, par exemple, à la proximité d'un service d'urgence, élément de réassurance pour les soignants comme pour les patients. C'est ainsi qu'une maison médicale de garde implantée à proximité immédiate d'un service d'urgence à Roubaix a été un succès, alors que la même expérience sans cette proximité à Toulouse s'est soldée par un échec. Seules des réponses adaptées aux contextes locaux peuvent améliorer la situation.

On ne peut certes pas prétendre que rien n'est fait, que rien ne bouge, mais les évolutions sont lentes, beaucoup trop lentes. Cette lenteur dans la restructuration a des conséquences inattendues. Lorsqu'on maintient des activités, notamment chirurgicales, dans des hôpitaux trop petits et que ces établissements n'ont plus une attractivité suffisante pour les professionnels de santé, on connaît des situations qu'Ubu aurait particulièrement appréciées.

L'une d'entre elles, dénoncée dans un récent rapport d'Olivier Véran[1], est celle des médecins « mercenaires », qui conduit des médecins à se louer à la journée (les tarifs avancés par Olivier Véran sont de 650 euros net la journée, 1 300 euros net pour la garde) à des hôpitaux qui n'arrivent plus à recruter. Ces médecins, qui peuvent déjà occuper un poste à temps plein, ont recours à des agences d'intérim ou

1. « Hôpital cherche médecins, coûte que coûte. Essor et dérives du marché de l'emploi médical temporaire à l'hôpital public », http://documentation.fhp.fr/documents/19791R.pdf.

négocient directement avec des hôpitaux peu regardants sur les moyens d'assurer une activité dont dépendent leurs recettes.

C'est particulièrement vrai pour les anesthésistes : difficile en effet de s'en passer. On a même vu des anesthésistes publics se mettre à mi-temps pour se louer à la journée... aux établissements publics et privés qui en sont dépourvus, enclenchant ainsi un magnifique cercle vicieux ! Résultat de cette gabegie, dont on ne parle généralement pas : un coût supplémentaire de 500 millions d'euros pour les hôpitaux !

Ce rapport publié en décembre 2013 n'a malheureusement pas eu l'écho qu'il méritait. Le titre en était pourtant alléchant et explicite : « Hôpital cherche médecins, coûte que coûte. » Difficile d'apporter une meilleure démonstration des conséquences du maintien d'une activité là où elle n'est ni justifiée ni possible, tout simplement parce que l'on n'est pas capable de recruter des professionnels. Un gâchis économique considérable, une fragilisation de la sécurité des patients !

Pourtant des solutions existent, en particulier *via* des reconversions intelligentes. Les hôpitaux locaux en sont un excellent exemple. Ce sont d'anciens hôpitaux ruraux, nombreux puisqu'ils constituent le tiers des établissements de santé, même si leur poids est négligeable en termes d'activité face aux CHU. Comment fonctionnent-ils ? Il existe plusieurs cas de figure, parfois avec des médecins salariés, mais la plupart du temps l'activité médicale est assurée par des médecins libéraux.

C'est une offre de proximité, dans des territoires en général ruraux, avec une population âgée et fragilisée. C'est une opportunité pour prendre en charge les pathologies chroniques, accompagner le vieillissement et permettre à des médecins libéraux d'ancrer leur activité dans un fonctionnement en équipe avec un minimum d'infrastructures, et de rendre ainsi des services qu'ils ne pourraient assurer seuls dans leur activité libérale.

Mais qui entend parler des hôpitaux locaux ? Personne. On parle beaucoup des maisons de santé pluridisciplinaires, mais on ne parle jamais de l'articulation entre ces dernières et les hôpitaux locaux. On craint probablement de passer pour peu novateur lorsqu'on évoque ce type de structure… Aussi préfère-t-on appeler à la création de nouveaux modèles alors que nous avons des solutions devant les yeux.

Voilà des structures qui offrent à des médecins la possibilité d'une activité à la fois libérale et salariée, mais surtout qui permettent une continuité de la prise en charge pour les patients. Une hospitalisation de courte durée est nécessaire pour passer une étape difficile dans une pathologie chronique, pour adapter un traitement avant un retour à domicile ? Être pris en charge par son médecin traitant dans un hôpital local est à l'évidence la situation idéale – pour le patient mais aussi pour le médecin, qui trouve ainsi une structure adaptée sans rupture de prise en charge pour son patient.

Où ont lieu les débats autour de ces modes de prises en charge pour échanger sur leurs avantages, leurs limites, le point de vue des patients ? Qui s'interroge pour savoir, alors que l'on s'ingénie à imaginer toutes sortes d'incitations pour attirer les médecins dans des zones *a priori* peu attractives, si ce type d'organisation qui préserve l'activité libérale avec une structure légère d'hospitalisation – sans plateau technique mais avec les équipes nécessaires à un accompagnement de qualité – n'est pas ce que souhaitent les médecins ?

Les enquêtes sur les freins à l'installation dans certaines zones montrent qu'il suffit souvent d'apporter des réponses concrètes à des questions simples – les gardes, les possibilités d'un hébergement temporaire, la présence d'autres professionnels de santé – pour lever les réticences à l'installation. Pourquoi ne pas faire de ces hôpitaux locaux des lieux de développement de téléconsultations, ce qui éviterait des transports inutiles et romprait l'isolement des généralistes en leur permettant le recours à une expertise hospitalière indispensable ? N'est-ce pas aussi un formidable outil de décloisonnement et de formation ?

Prendre le risque du débat

Pourquoi n'y a-t-il pas plus de débats sur ces sujets ? Tout simplement parce que nous ne traitons jamais ces questions à froid. Chaque fois que l'on parle de proximité, c'est dans l'urgence, à l'occasion de la fermeture d'un établissement qui suscite émoi et inquiétude dans la population parce que, faute d'en avoir entendu parler, on imagine mal les autres organisations possibles. C'est ainsi que le ministre en charge de la Santé est amené à réagir en permanence à telle ou telle situation locale alors qu'il devrait se consacrer à réunir les conditions d'un débat sur ces questions, à valoriser les solutions qui marchent, à tenir un langage de vérité que la population est prête à entendre sauf dans les moments de tension, dans les moments de crise.

C'est bien dommage, car nous pourrions expliquer aux jeunes médecins en formation, par exemple, qu'il existe des possibilités d'exercice mixte. Que dans certaines zones il y a des soutiens à l'activité libérale, avec des structures de type hôpitaux locaux, maisons pluridisciplinaires de santé, qui permettent d'ancrer la présence des médecins dans le territoire et d'apporter un véritable service à la population.

Sans anticipation, sans souci d'ouvrir le débat, « à froid », sans participation de tous les acteurs – y compris les institutions publiques comme les ARS[1] qui doivent être plus transparentes (elles doivent justifier et expliciter leurs décisions si elles ne veulent pas être considérées comme le simple relais d'un pouvoir central coupé des réalités) –, les blocages subsisteront.

Il faut savoir construire des solutions avec les acteurs, démontrer à partir d'exemples que les attentes des médecins libéraux ne sont pas, par nature, antagonistes avec les préoccupations des pouvoirs publics, que l'existence d'un hôpital local peut aussi être un point d'appui à la médecine libérale. C'est un ancrage. Cela permet d'avoir plusieurs professionnels qui se réunissent autour d'une structure et s'appuient sur elle. Lorsqu'on interroge aujourd'hui les jeunes médecins, ils disent tous qu'ils ne veulent plus faire de médecine seuls, qu'ils veulent travailler en équipe. À cet égard, les hôpitaux locaux, les maisons de santé pluridisciplinaires sont des atouts pour la médecine libérale dans les territoires.

Cessons donc d'opposer les uns aux autres, soyons intransigeants quant à la sécurité, en améliorant la transparence autour d'indicateurs de résultats. Mais n'imposons pas un schéma unique. S'il faut reconvertir les hôpitaux

1. Agences régionales de santé créées en 2010 pour franchir une étape supplémentaire dans le décloisonnement et la prise en compte des réalités territoriales.

locaux dans lesquels des actes sont pratiqués sans le niveau de qualité et de sécurité requis, il faut en revanche en faire un point d'appui dans les lieux où l'on a besoin de conforter une offre libérale.

Cela veut dire qu'il ne faut pas, dans tous les domaines où la technicité des soins délivrés nécessite un seuil d'activité minimal, tergiverser sur les fermetures d'établissements. Cessons de défendre ces structures en utilisant de mauvais arguments, en affirmant par exemple que ces fermetures sont en réalité dictées par un souci d'économie. C'est d'autant plus absurde que ces fermetures ne se traduisent pas par des économies directes : un accouchement revient par exemple de 7 000 à 8 000 euros dans une petite maternité, à 20 000 euros dans un CHU[1] !

> **« IL NE FAUT PAS, DANS TOUS LES DOMAINES OÙ LA TECHNICITÉ DES SOINS DÉLIVRÉS NÉCESSITE UN SEUIL D'ACTIVITÉ MINIMAL, TERGIVERSER SUR LES FERMETURES D'ÉTABLISSEMENTS.**

Ce n'est pas une question économique : c'est une question de sécurité. En revanche, l'éloignement, conséquence de la recherche de sécurité et de qualité, doit être accompagné de nouveaux services, parce qu'une autre évolution est en marche : le raccourcissement de la durée des séjours, dont l'étape ultime est la chirurgie ambulatoire. Celle-ci progresse, c'est incontestable et c'est positif, notamment pour lutter contre les infections nosocomiales. Mais nous allons moins vite que nous le pourrions, souvent moins vite que nos voisins. Les freins ne sont ni médicaux ni techniques. C'est l'accompagnement en amont et en aval, particulièrement pour les personnes seules, fragiles, qui est en cause.

1. Cour des comptes, « Rapport sur les maternités », 23 janvier 2015.

Mais, même en termes de sécurité et d'efficience, la course à la taille a des limites. La rigidité d'organisation souvent générée par le gigantisme peut être contre-productive. La progression de la chirurgie ambulatoire sur la période 2005-2013 a été plus lente à l'Assistance publique qui regroupe la quasi-totalité des hôpitaux parisiens (puis dans les CHU) que dans les hôpitaux généraux[1]. En cause, très probablement un effet de taille ; l'amélioration de la qualité en lien avec l'accroissement de l'activité n'est pas linéaire, elle atteint très vite une asymptote, voire décroît pour certaines activités.

Il faut une approche suffisamment fine, nuancée, pour trouver le bon équilibre entre taille, proximité et sécurité. Le relatif recul des performances des établissements de l'AP de Paris, dans la plupart des classements établis par la presse, au profit d'établissements provinciaux en est probablement une illustration.

Il ne faut donc pas se tromper lorsqu'on ouvre ce débat sur la proximité : l'objectif est la qualité des soins et des prises en charge. Elle doit toujours être mise en regard avec les inconvénients de l'éloignement. Comment ne pas s'étonner que l'écho médiatique soit toujours tellement important pour la fermeture d'une maternité, qu'une femme ne fréquente statistiquement que 2,1 fois dans sa vie pour trois jours en moyenne ? Ou d'un service de chirurgie auquel nous avons recours en moyenne une fois tous les dix ans (puisqu'il y a environ 6,5 millions d'interventions chirurgicales par an pour 66 millions de résidents en France) ? Plutôt que face à l'éloignement imposé aux

1. « La chirurgie ambulatoire », rapport de la Cour des comptes sur l'application des lois de financement de la Sécurité sociale 2013, septembre 2013.

personnes âgées en établissements ou aux personnes handicapées ?

Pourquoi n'ouvre-t-on pas le débat sur le mode de financement des Ehpad (établissements d'hébergement pour personnes âgées dépendantes), qui ne leur permet pas de supporter le coût du foncier dans les centres-villes, là où habitent le plus souvent les enfants des personnes âgées, là où une vie sociale des résidents peut être facilitée ? Pourquoi accepte-t-on passivement l'éloignement d'enfants handicapés de leurs parents, parfois jusqu'en Belgique, alors que la proximité est indispensable au maintien du lien ?

Au cours de l'été 2015, le tribunal administratif de Paris a condamné l'État à verser 240 000 euros à sept familles d'enfants autistes contraints à l'« exil » en Belgique. La compensation financière ne remplacera pourtant jamais la perte de lien, la perte de proximité, aux deux sens du terme, avec la famille. Cette pratique de « défausse » vers la Belgique a longtemps été dictée par des raisons financières : il était plus économique pour la Sécurité sociale de financer ce type d'accueil que de financer des établissements. Ce n'est même plus le cas aujourd'hui, si tant est que cela puisse servir d'explication – à défaut de justification. Encore à l'heure actuelle, ce sont entre 6 500 et 8 000 personnes, enfants et adultes, qui sont hébergées en Belgique.

Cette question, abordée sous tous ses aspects, ne mérite-t-elle pas un débat citoyen, qui n'élude aucun paramètre, ni la sécurité, ni le développement des territoires, ni la préservation des liens familiaux, ni les aspects économiques, et fixe un cap pour l'avenir ? Un tel débat, même difficile, parce qu'il mettra au grand jour des postures antagonistes – y compris au sein des mêmes familles politiques selon les responsabilités exercées, locales ou nationales –, parce qu'il obligera à clarifier des objectifs contradictoires entre départements ministériels, ne serait-il pas préférable aux décisions ponctuelles plus soucieuses des rapports de force du moment que de l'intérêt général ?

La précaution sans principe

Du refus du risque, même du simple risque du débat, au principe de précaution, il n'y a qu'un pas. Qu'est-ce qui explique la place prise par le principe de précaution depuis quelques années ? Y a-t-il plus d'incertitude aujourd'hui qu'hier ? Non – sauf peut-être sur le rythme du progrès, que personne n'imaginait. Nous avons beaucoup de mal à nous représenter ce que sera demain, ce qui suscite de l'inquiétude. Il n'y a rien de plus rassurant que de se dire que demain sera comme hier, mais c'est oublier que cela nous priverait des effets du progrès pourtant considérables dans tous les domaines.

Je ne me lasse pas de répéter que l'on n'a jamais vécu aussi bien, jamais vécu aussi longtemps, jamais vécu avec aussi peu de handicaps, jamais connu une telle baisse de la mortalité, y compris au niveau mondial avec le recul de la faim dans le monde et la baisse de la mortalité infantile, même si ces résultats demeurent très insuffisants. Les progrès sont toujours trop lents lorsque des gens souffrent et meurent, mais ce n'est pas une raison pour se réfugier dans un passé plus sombre en réalité que dans notre souvenir, qui n'est éclairé que par la nostalgie de notre jeunesse.

Le principe de précaution n'aurait jamais dû devenir un principe d'abstention ou d'évitement, mais demeurer un principe de prévention. Prendre les précautions qui s'imposent ne signifie pas refuser le progrès, mais rester vigilant. C'est un principe que chacun peut partager. Or, aujourd'hui, nous transformons petit à petit le principe de précaution en principe d'abstention : si on n'est pas sûr qu'il n'y a pas de risque, il ne faut pas faire. C'est une négation du progrès dangereuse et illusoire.

Aucune société, même la plus liberticide, ne peut interdire le progrès. Il faut donc aborder le problème différemment et se poser la question de la régulation, des bornes, et évaluer, mesurer constamment. Le danger du principe de précaution est moins dans sa capacité à freiner le progrès, capacité heureusement limitée, que dans la crainte et le pessimisme qu'il diffuse vis-à-vis de l'avenir.

Trop d'inégalités, trop de souffrances demeurent. Il faut consacrer toute notre énergie à les combattre. Mais cessons de redouter l'avenir, le progrès. Ne répétons pas les sottises qui ont accompagné la naissance du chemin de fer, entre les craintes pour les vaches qui ne donneraient plus de lait et le risque de décollement de rétine pour les passagers à cause de la vitesse ! Personne n'a envie de revenir en arrière. Cessons donc de nous faire peur, ayons présent à l'esprit le principe de précaution tel qu'il devrait être : un principe de vigilance, mais jamais un principe d'abstention qui nous priverait du progrès.

Attention aux excès de précautions, synonymes d'obstacles supplémentaires pour la diffusion des avancées médicales. On dit souvent que jamais Chris Barnard n'aurait pu réaliser sa première greffe du cœur, en 1967, avec l'encadrement en vigueur aujourd'hui. Le regard éthique sur le progrès est indispensable, mais il ne doit pas l'empêcher : il doit permettre de mieux encadrer son utilisation, de favoriser le débat sur ce qui est considéré comme acceptable dans une société donnée à un moment donné.

Les pionniers des greffes (nous avons eu en France plusieurs « premières » mondiales, greffe des deux mains, greffes de visage) expriment souvent la crainte de ne pouvoir développer tout ce qui serait possible. Parmi ceux-ci, le Pr Jean-Michel Dubernard, avec lequel j'ai siégé à la HAS, me disait les difficultés, l'impossibilité même, d'expérimenter des greffes de bras *in utero* pour réparer de graves malformations. Chacun conçoit les interrogations que suscitent de tels projets, qui doivent bien sûr être soumis à des comités d'éthique, mais il faut pouvoir les envisager.

> **« ATTENTION AUX EXCÈS DE PRÉCAUTIONS, SYNONYMES D'OBSTACLES SUPPLÉMENTAIRES POUR LA DIFFUSION DES AVANCÉES MÉDICALES.**

Les comités d'éthique sont utiles ; ils sont nés de la réaction de l'opinion publique, qui craignait des abus dans l'expérimentation médicale faute d'un minimum d'encadrement ou de réglementation. Il est donc indispensable qu'existent de tels lieux de réflexion et de contre-pouvoir. Mais prenons garde aux excès de précautions : les pionniers sont souvent jalousés, l'éthique ne doit pas servir à arbitrer les rivalités.

Peut-être faudrait-il, en cas de blocage, sortir ces débats du cercle restreint des spécialistes de la bioéthique, pour qu'ils bénéficient davantage de regards extérieurs, moins contraints par les habitudes et les appartenances à telle ou telle école de pensée, tel ou tel clan ? Nous rejoignons une fois de plus cette impérieuse nécessité d'organiser le débat public, de cesser de considérer que la réflexion sur la santé est l'apanage des seuls médecins, des seuls sachants.

La politique sans risque

Le principe de précaution est de plus en plus souvent l'objet de dérapages. Certaines traductions législatives ou réglementaires, ou la façon dont trop de responsables administratifs ou politiques l'exercent, vont bien au-delà du principe constitutionnel. Lorsqu'on se demande ce que l'on pourra vous reprocher avant de prendre une décision au lieu de s'interroger sur son bénéfice potentiel, on survalorise le risque au détriment du bénéfice. C'est aujourd'hui le réflexe de beaucoup de décideurs, dans tous les domaines.

Les processus d'évaluation eux-mêmes intègrent ce glissement. La part de risque inhérente à l'existence est de plus en plus rejetée dans la vie publique et collective. Le risque existe, il faut apprendre à le maîtriser ; il est beaucoup plus dangereux de le nier, c'est un facteur de blocage de la société. Cessons d'avoir peur !

Tous les ministres de la Santé sont confrontés au conflit court terme/long terme, sujet compliqué pour le décideur politique, qui dispose d'un temps restreint, trop restreint pour voir les résultats de ses décisions. Si l'on y ajoute que le ministère de la Santé, à de rares exceptions près, a toujours été davantage le ministère des professionnels de santé que le ministère de la santé de la population, on comprend pourquoi les arbitrages sont plus souvent guidés par la crainte d'un mécontentement immédiat des médecins que par un bénéfice ultérieur pour la population.

Comment dès lors s'étonner de la propension des décideurs à majorer le risque, tendance évidemment accentuée par la dictature des sondages et des enquêtes d'opinion ? Nous avons souvent le sentiment qu'une opinion positive de la population dispense de toute interrogation sur l'intérêt réel d'une mesure, de la même manière qu'un rejet de l'opinion publique disqualifie un projet quelle que soit sa pertinence.

J'étais pendant les fêtes de Noël 2014 invité sur France Inter pour commenter la loi de financement de la Sécurité sociale. Interrogé sur la vente de médicaments à l'unité, j'expliquais tout le mal que je pensais de cette mesure (*cf.* le chapitre 4). Le journaliste m'assène alors un argument qu'il me présente comme étant celui avancé par la ministre de la Santé : « C'est une bonne mesure, elle est plébiscitée par la population ! » Poussons alors ce raisonnement jusqu'au bout et remplaçons les ministres par des instituts de sondage... Je n'ai rien contre les enquêtes d'opinion, qui sont précieuses pour connaître les points de blocage, la perception de tel ou tel projet, mais n'en faisons pas des outils de décision.

> **« LE MINISTÈRE DE LA SANTÉ, À DE RARES EXCEPTIONS PRÈS, A TOUJOURS ÉTÉ DAVANTAGE LE MINISTÈRE DES PROFESSIONNELS DE SANTÉ QUE LE MINISTÈRE DE LA SANTÉ DE LA POPULATION.**

Prendre une décision, c'est se préoccuper de ses conséquences, de ce que seront les résultats demain. Un bon politique n'est pas le miroir de ce que pense la population, c'est celui qui sait convaincre d'investir dans l'avenir, qui sait dépasser les horizons de court terme. C'est le cas de l'immense majorité des élus. Regardons au-delà des quelques décisions politiques nationales qui font la une des médias : tous les jours, des dizaines de milliers d'élus prennent leurs responsabilités, courageusement, uniquement guidés par l'intérêt et la confiance de ceux qui les ont élus.

Observons l'action des maires au quotidien. Ils prennent des décisions, pas toujours faciles, ils anticipent, ils font preuve de courage alors que leur position d'élus de proximité, connaissant bien leurs électeurs, pourrait au contraire les pousser à la prudence, au clientélisme. Je suis admiratif devant les élus locaux qui s'engagent, ouvrant par exemple des bâtiments pour l'accueil des migrants tout en sachant très bien qu'une majorité de leurs électeurs ne le souhaitent pas. C'est la politique de l'exemple, la seule susceptible de faire changer les mentalités, de faire tomber les préjugés.

Il est paradoxal que les élus locaux, qui encourent les reproches directs de leurs électeurs, de leurs voisins, fassent souvent davantage preuve de courage que certains responsables nationaux qui reculent au moindre article défavorable, au moindre mouvement de protestation. Ce qui est encourageant, c'est que les premiers sont de loin les plus nombreux ; ils s'engagent dans la vie collective, sans motivation financière, uniquement parce qu'ils ont conscience de l'importance du vivre-ensemble et que leur engagement donne un sens à leur vie.

Cessons de regarder la politique à travers quelques rares responsables politiques qui ont oublié le sens de leur engagement. Tournons-nous vers les dizaines, centaines de milliers d'élus dont on ne parle jamais et qui prennent tous les jours des décisions, donc des risques.

Je terminerai ce chapitre par une remarque plus personnelle, car parler du risque, c'est parler de soi. La perception du risque n'est pas la même à 20 ans qu'à 80. On prend plus volontiers des risques lorsqu'on est jeune… alors que ce devrait être l'inverse : si je meurs à 20 ans, je perds beaucoup plus d'années qu'à 80. Pourtant, le vieillissement s'accompagne souvent d'un besoin de sécurité, exprimé par les « vieux » eux-mêmes mais aussi et surtout par leur entourage et la société. On assimile la vieillesse à l'incapacité, à tout ce que l'on ne peut plus faire, au lieu de regarder ce que l'on peut encore faire et d'en profiter. Cette vision négative de la vieillesse a conduit à une médicalisation excessive.

On a fait disparaître le plaisir derrière la prise en charge médicale, qui devient une fin en soi plus qu'un moyen de mieux vivre. Je suis toujours frappé par la disproportion entre le souci que l'on témoigne aux régimes des personnes âgées et celui que nous inspirent les habitudes alimentaires des plus jeunes. Mon père, qui va avoir 90 ans, devrait-il s'interdire un apéritif de temps en temps, une assiette de frites s'il en a envie, alors que beaucoup d'autres plaisirs lui sont désormais inaccessibles ?

Donner du plaisir devrait être un des premiers objectifs de tous ceux qui entourent ou accompagnent des personnes âgées. Quel sens a une interdiction de fumer à partir d'un certain âge au-delà des questions de sécurité ? Que des vieux fument ou boivent un peu, où est le problème ? Quand on a 95 ans et qu'on se sent bien, pourquoi se priver d'un petit porto à l'apéritif de temps en temps, si cela fait plaisir ? Prendre des risques doit être possible à tout âge, sinon c'est la fin de la liberté, de l'autonomie.

On a l'impression que, dans les lieux de vie des personnes âgées, c'est la protection qui a pris le pas sur toute autre considération. Il existe pourtant des exemples d'expériences réussies où, grâce à un dialogue avec les intéressés en premier lieu, puis avec les familles, des risques maîtrisés sont acceptés. C'est la seule manière de sortir du cercle vicieux dans lequel c'est la protection de l'institution qui limite la capacité des résidents. Acceptons la prise de risque quel que soit l'âge. Pensons d'abord aux personnes avant de penser aux institutions. Profiter de ses dernières années est un beau projet de vie. Malheureusement, le regard désespéré de la société sur la vieillesse a été intériorisé par les vieux : ils s'interdisent d'éprouver du plaisir, d'avoir des droits, s'excusent presque d'être encore là.

> **“ IL FAUT ACCEPTER, MÊME SI C'EST DIFFICILE, DE TOUT RESPECTER, Y COMPRIS UN REFUS DE SOINS DE LA PART DE QUELQU'UN QUI S'ESTIME AU BOUT DU CHEMIN.**

Une phrase de François Mauriac mériterait de figurer au fronton des maisons de retraite : « Ce n'est pas parce qu'on a un pied dans la tombe qu'il faut se laisser marcher sur l'autre. » C'est aussi une façon de revendiquer le droit de prendre des risques. Aurai-je la même vision si je vis très vieux ? Peut-être pas. Mais j'entends conserver mon autonomie de décision, notamment lorsque la décision n'engage que moi. Il faut accepter, même si c'est difficile, de tout respecter, y compris un refus de soins de la part de quelqu'un qui s'estime au bout du chemin.

6

Une prise en charge décousue

La situation française est paradoxale : notre niveau de dépenses de santé nous place parmi les tout premiers des pays développés, ce qui serait très positif si nous arrivions à financer ces dépenses et si elles étaient utilisées à bon escient. Malheureusement, nous nous sommes habitués aux déficits, passant de 10 milliards de francs à 10 milliards d'euros dans l'indifférence générale, les multipliant par sept sans en avoir conscience. L'acceptation des déficits est devenue naturelle – une sorte de renoncement – qui conduit à se décerner des *satisfecit* lorsque les déficits n'augmentent pas !

Le dispositif mis en place en 1995 lors du plan Juppé, la création de la Caisse d'amortissement de la dette sociale (Cades) pour apurer les déficits, n'a pas atteint ses objectifs. La disparition des déficits antérieurs supposait, en effet, que l'on cesse d'en créer de nouveaux, ce qui n'a jamais été le cas et nous a conduits à repousser indéfiniment l'échéance en reculant la date prévue pour l'extinction de cette dette. Aujourd'hui, on en apure enfin un peu plus que l'on n'en génère, mais on est absolument incapable de revenir ni à l'équilibre annuel des comptes ni à une résorption rapide des déficits antérieurs. On affiche donc une sorte de résignation devant une situation pourtant inacceptable pour nos enfants, qui devront régler notre dette alors qu'ils doivent déjà payer nos retraites sans être sûrs de bénéficier d'une situation aussi favorable. Ils appartiennent à la première génération qui aura vu les revenus des inactifs rattraper, dépasser même, les revenus des actifs !

Si encore ces déficits s'accompagnaient d'une satisfaction des assurés sociaux et des professionnels de santé, ce serait une consolation. Mais pour les assurés, si le taux de remboursement global demeure à peu près stable, les « restes à charge » s'envolent, parce que les prix réellement payés par les assurés ne correspondent plus aux bases de remboursement de la Sécurité sociale. Les deux tiers des Français considèrent aujourd'hui que la protection sociale est en recul par rapport à la situation antérieure[1]. Ils ont en partie raison, nous y reviendrons.

Ce n'est pas mieux du côté des professionnels de santé, qui ressentent un profond malaise, considérant que la Sécurité sociale n'arrive ni à leur assurer un revenu suffisant ni à suivre les progrès thérapeutiques. La crise touche tous les acteurs : l'État, qui ne parvient pas à résorber les déficits, les assurés sociaux, qui ont le sentiment d'un recul, et les professionnels, en plein désarroi.

Nous sommes pourtant encore bien remboursés si l'on se compare à nos voisins. Nous sommes de mieux en

1. « Les Français et les 70 ans de la Sécurité sociale », sondage Ifop pour *Femme actuelle*, septembre 2015.

mieux soignés pour les pathologies graves, l'hôpital permettant à chacun l'accès à tous les traitements, même les plus onéreux. Il n'empêche que nous sommes arrivés aux limites d'un système qui a finalement peu évolué depuis sa création. Mettons à profit le soixante-dixième anniversaire de la Sécurité sociale pour réfléchir aux adaptations nécessaires.

Qu'est-ce qui a changé ? D'abord le fait que derrière une moyenne de taux de remboursement stable se dissimule une modification importante de la structure de ces remboursements, un désengagement très marqué pour les soins courants, désormais pris en charge à hauteur d'à peine peu plus de 50 % par les régimes obligatoires, compensé par une augmentation du poids des dépenses hospitalières et de la prise en charge des pathologies lourdes, qui demeurent bien remboursées.

Cela pourrait être un choix assumé : réserver l'essentiel des financements publics aux pathologies graves, à condition d'organiser l'accès aux soins courants différemment pour ne pas conduire une partie de la population à différer les soins précoces voire à y renoncer. Ce n'est pas le cas, puisque nous connaissons l'un des taux de renoncement aux soins les plus importants, qui ne diminue pas, contrairement à ceux de nos voisins, malgré le niveau élevé de remboursement affiché.

Ce taux, mesuré à partir d'enquêtes déclaratives, doit être manié avec prudence. Mais les enquêtes menées de manière identique dans plusieurs pays d'Europe, et régulièrement renouvelées, confirment cette spécificité française[1]. Elle est la traduction des difficultés d'accès aux soins courants, les plus fréquents et donc les plus

1. Baromètre de la Sécurité sociale, Europ Assistance/CSA.

perceptibles, ce qui explique le recul perçu par la population. Il faut y être attentif, parce que ce sentiment de régression, d'inefficacité de la protection sociale nourrit le rejet des prélèvements obligatoires, leur contrepartie n'étant plus visible.

Au-delà, la conséquence de ce désengagement sur les soins courants est la place prise par les complémentaires – au début les mutuelles, peu à peu rejointes par les institutions de prévoyance avec le développement des contrats en entreprise, puis par les assureurs privés. Fort heureusement, ces organismes complémentaires d'assurance maladie (les « Ocam », comme on les appelle) ont offert des solutions face à l'insuffisance de remboursement des soins courants. Sans eux, le taux de renoncement aux soins serait beaucoup plus important ; en effet, il double lorsque le patient ne dispose pas d'une couverture complémentaire[1] !

> **« NOUS NÉGLIGEONS LA PRÉVENTION ET L'ACCÈS AUX SOINS PRÉCOCES POUR NOUS CONCENTRER SUR LES PATHOLOGIES LOURDES UNE FOIS QU'ELLES SONT INSTALLÉES.**

Le système fonctionne encore, mais il se transforme insidieusement, s'éloignant de l'universalité pour parer au plus pressé. Nous négligeons la prévention et l'accès aux soins précoces pour nous concentrer sur les pathologies lourdes une fois qu'elles sont installées, privilégiant une approche budgétaire de court terme, face à l'ampleur des déficits, à une organisation cohérente de l'offre et du parcours des patients. Aujourd'hui, l'enjeu n'est plus le seul remboursement de soins pas toujours pertinents, à des prix qui s'écartent de plus en plus des bases de remboursement de la Sécurité sociale, c'est également l'organisation de l'offre pour concilier efficacité et solidarité. C'est dans ce

1. Irdes, Enquête sur la santé et la protection sociale, 2012.

cadre que nous devons repenser les places respectives des régimes obligatoires et des organismes complémentaires pour ne pas altérer les mécanismes de solidarité et pour renforcer l'efficience.

En revenir aux origines

Avant de proposer des réponses, revenons à l'histoire : elle est très instructive. Les premières traces des mutuelles se perdent dans la nuit des temps, puisqu'on en trouve dès le XIVe siècle. Elles n'avaient évidemment rien à voir avec les mutuelles d'aujourd'hui, mais c'est la première fois que l'expression « société de secours mutuel » apparaît. Derrière ces trois mots, on trouve trois idées : le regroupement, l'apport de solutions et la solidarité. Les piliers d'une protection sociale moderne se dessinent déjà. On s'éloigne de l'aumône, avec ce qu'elle a de stigmatisant, d'aléatoire, avec la dépendance qu'elle implique vis-à-vis de celui qui donne. On construit des mécanismes solidaires pour pouvoir répondre soi-même à ses besoins. On prend son avenir en main, on préfère être responsable de soi plutôt que de tout attendre des autres… ou du ciel !

Dès ce moment, des textes précis définissent l'objet, la façon dont les ressources seront collectées et les droits et obligations de chacun pour apporter des réponses pérennes, loin des logiques caritatives.

Plusieurs siècles se passent avant que la Révolution française fasse sienne l'idée selon laquelle c'est à la collectivité de répondre aux besoins de ses membres. Cela se traduit notamment par la loi Le Chapelier de 1791. Puisque la collectivité doit apporter une réponse aux besoins, les acteurs d'une solidarité privée, le plus souvent organisée dans les corporations, ne sont plus nécessaires : c'est la responsabilité de la Nation. C'est le passage d'une solidarité privée à une solidarité d'État qui va profondément marquer notre culture.

C'est bien sûr une des grandes idées de la Révolution... mais qui obéit aussi à la volonté de lutter contre les mouvements revendicatifs professionnels : la loi Le Chapelier interdit toute forme d'association et vise d'abord les syndicats. Mais les mutuelles sont aussi concernées ; beaucoup entrent en quasi-clandestinité, même si elles continuent pour la plupart à fonctionner. En l'absence d'autres modes d'organisation des corporations, elles jouent de plus en plus un rôle de supplétif des syndicats. C'est particulièrement vrai pendant la révolte des canuts, à Lyon : les sociétés de secours mutuel sont alors à la fois des sociétés qui viennent en aide à leurs adhérents et le lieu où les revendications s'expriment et se cristallisent.

Ce contexte entraîne un développement rapide de la mutualité, puisqu'il y avait environ 2 000 sociétés mutualistes en 1848 et 5 700 en 1870, pour retenir deux dates importantes de l'histoire de France. Au XIXe siècle, il existe des accords, des mécanismes d'abonnement entre médecins et sociétés de secours mutuel. Les médecins sont partie prenante des mutuelles, ils en sont même parfois les initiateurs. L'intérêt est réciproque : pour les sociétés de secours mutuel, il s'agissait de commencer à maîtriser les mécanismes d'assurance en prévoyant mieux leurs dépenses grâce aux accords avec les professionnels de santé, qui y trouvaient, pour leur part, un moyen de solvabiliser leurs patients.

Cette période a connu un terme brutal avec la charte de la médecine libérale, élaborée en réaction aux assurances sociales pour marquer l'opposition à tout contrôle, sous quelque forme que ce soit, des modalités de facturation et de rémunération des médecins. Cette charte n'a pourtant pas fait l'unanimité, comme on le pense aujourd'hui. En effet, un congrès de la Confédération des syndicats médicaux français de cette époque n'a rejeté que par 52 % des voix un projet de tarifs opposables ! Imaginons le temps gagné si quelques médecins de plus avaient soutenu cette mesure. La charnière avec le XXe siècle est une période importante pour le mouvement mutualiste puisque la charte de la mutualité est adoptée en 1898, et la Fédération nationale de la mutualité française créée en 1902.

À la fin de la Grande Guerre, l'état de la France est tel que l'idée d'une réponse collective et nationale à côté des initiatives privées s'impose – notamment pour une raison que tout le monde a oubliée : la France a récupéré l'Alsace-Moselle, où existe un régime de protection sociale hérité de Bismarck. Personne n'imagine alors en priver les Alsaciens et les Lorrains, ni laisser les autres Français sans protection. C'est ainsi que naissent les assurances sociales.

Elles sont créées en 1930, mais c'est dès 1919 que s'engage la réflexion. En 1919, la Mutualité y est opposée à cause de l'obligation qui s'y attache. C'est un débat qui traverse encore l'organisation aujourd'hui, la liberté d'adhésion étant considérée comme le corollaire de la responsabilité qui résulte de cet engagement personnel. Les débats sont vifs pour savoir si la Mutualité doit soutenir ou combattre les assurances sociales.

Mais, très vite, elle s'y rallie, et malgré leur caractère obligatoire s'associe à leur construction. C'est d'ailleurs ainsi qu'elle a pris une place importante, puisque le principe des assurances sociales repose sur l'obligation d'adhérer à une caisse quelle qu'elle soit, mutualiste, de garantie ou de réassurance. La Mutualité est vite devenue le pivot des assurances sociales parce qu'elle préexistait, qu'elle était bien implantée dans les territoires et déjà correctement structurée.

Cette histoire est passionnante, parce que la Mutualité, née de mouvements de solidarité identitaires, le plus souvent professionnels, a été bousculée par la mise en place du premier système national mais s'y est finalement bien adaptée. Le pragmatisme l'a emporté, permettant de concilier obligation d'adhésion et liberté du choix de sa caisse, en préservant l'existant.

On arrive ainsi en 1945, nouvelle période difficile pour la Mutualité, car pendant l'Occupation elle a soutenu la charte du travail de 1941. Sûrement pour assurer sa survie… mais aussi par manque de lucidité et de courage, comme beaucoup d'autres institutions.

En 1945, au moment de la création de la Sécurité sociale, l'inquiétude de la Mutualité est vive face à une construction étatique dans laquelle elle voit les germes de sa disparition. Pourtant, très vite, on assiste à la même évolution que celle qui a présidé à la création des assurances sociales : une crainte puis une adhésion de la Mutualité à l'idée d'une Sécurité sociale universelle qui se transforme vite en soutien. Dès le début d'ailleurs – on l'oublie aujourd'hui –, la Sécurité sociale a été bâtie avec un cofinancement, avec un ticket modérateur, c'est-à-dire une partie de la dépense laissée à la charge de l'assuré par les régimes obligatoires. On oublie aussi qu'elle n'était dans les faits ni généralisée ni universelle : une grande partie de la population en était écartée.

La Mutualité est devenue, aux côtés des organisations syndicales, un des premiers défenseurs de la Sécurité sociale. Cela a d'ailleurs été une opportunité pour les mutuelles, qui ont réinvesti un champ qu'elles avaient un peu délaissé : celui des services, celui de l'offre de soins, au-delà des prestations financières. Les mutuelles ont retrouvé leurs racines, les premières sociétés de secours mutuel étant des sociétés qui apportaient un secours en numéraire, mais aussi des services – hébergement, bains-douches, organisation d'obsèques...

Déjà à cette époque, la question des relations avec les professionnels de santé était posée même s'il a fallu attendre 1971 pour voir apparaître sur tout le territoire des tarifs conventionnels... abandonnés neuf ans plus tard avec la création des dépassements d'honoraires.

Les mêmes débats ont jalonné l'histoire des pharmacies. Nous nous sommes habitués à une distribution des médicaments très réglementée, avec des contraintes pour l'installation de pharmacies, des prix administrés. Cela n'a pas toujours été le cas. Accéder à des médicaments à des prix acceptables n'a pas toujours été aisé. C'est pour répondre à ces difficultés que les premières pharmacies mutualistes ont été créées. On les associe souvent au combat sur le conventionnement et le tiers payant, mais les premières sont bien antérieures à la Sécurité sociale et avaient un objectif simple: offrir des médicaments à des prix accessibles.

Ce regard sur l'histoire montre que la Mutualité a toujours cherché à sortir d'un unique rôle de remboursement de dépenses et a toujours voulu influer sur ces dernières, qu'il s'agisse de leur pertinence, de leur qualité ou de leur coût – même si ce débat peine encore à émerger, a peut-être même régressé ces dernières années.

La création de la Sécurité sociale

La mise en place de l'assurance maladie s'est faite de manière très pragmatique, comme pour les assurances sociales, en utilisant les possibilités offertes par des organisations déjà structurées. C'est ainsi par exemple que la gestion du régime des fonctionnaires a été confiée aux mutuelles de fonctionnaires par la loi Morice, disposition encore en vigueur aujourd'hui. Ce souci de pragmatisme, qui illustre l'absence d'antagonisme entre les acteurs de la protection sociale lors de sa construction, a conduit à un système parfois critiqué pour sa complexité, mais qui offre aujourd'hui des possibilités de gestion du risque et d'organisation de parcours de soins insuffisamment exploitées.

Plutôt que d'avoir pour seule grille de lecture les coûts de gestion administratifs, nous devrions réfléchir à la meilleure manière d'organiser les parcours de santé, la gestion du risque à partir de l'existant, comme cela a été fait en 1930 puis en 1945. Évidemment, en 1945, l'urgence était de mettre en place la Sécurité sociale naissante. Confier la gestion des fonctionnaires aux mutuelles permettait des économies et rendait un service supplémentaire aux assurés, qui étaient ainsi remboursés en même temps de la part de la Sécurité sociale et la part payée par leur mutuelle.

Mais nous n'avons pas pris conscience assez tôt que l'enjeu n'était plus la gestion administrative des remboursements, d'ailleurs bouleversé par les outils modernes de paiement. Nous continuons à nous demander qui gère le plus économiquement sans voir que l'essentiel est ailleurs : dans la gestion du risque, l'organisation des parcours. Nous n'investissons pas assez dans les systèmes d'information. Nous ne mesurons pas les résultats. Nous oublions que la priorité n'est plus le coût administratif d'un décompte de remboursements, mais l'organisation, les parcours.

C'est ainsi que nous pourrons réellement améliorer la performance de la protection sociale, économiquement bien sûr, mais aussi en termes de résultats sanitaires pour la population. Comment faire comprendre que l'enjeu de la protection sociale n'est plus seulement un enjeu de remboursement ?

Aujourd'hui, le poids du passé

Le premier enjeu du système de santé, c'est la diminution du poids des dépenses hospitalières, qui ne peut se concevoir sans une organisation préalable de la médecine ambulatoire. La médecine ambulatoire, ce sont ces soins courants remboursés de moins en moins par la Sécurité sociale, de plus en plus par les mutuelles. Comment, dès lors, espérer la réformer sans un partenariat équilibré entre les deux financeurs ?

Or, au lieu d'innover dans de nouvelles organisations locales, on continue à tout miser sur ces grands-messes que sont les négociations conventionnelles, qui ne font que perpétuer une situation inadaptée. Personne aujourd'hui ne peut sérieusement défendre le système conventionnel au regard de ses résultats. Qu'il s'agisse de l'accès aux soins, des revenus des professionnels ou encore de l'organisation comme de la répartition géographique de l'offre, aucun objectif n'est atteint. Bien sûr, depuis 2005, des négociations tripartites pour associer les complémentaires sont possibles, mais elles restent limitées à la recherche d'un financement supplémentaire sans véritable coordination entre les financeurs.

Deux changements culturels sont indispensables. Le premier consiste à comprendre enfin qu'associer réellement les complémentaires aux discussions avec les professionnels de santé, ce n'est pas privatiser la Sécurité sociale. Il s'agit tout simplement de faire une place à un financeur qui n'est pas en position de monopole, qui bénéficie d'une organisation plus souple et se trouve donc en bonne position pour faire évoluer les organisations sans être obligé de traiter chacun de la même façon, ce qui est bien sûr le meilleur moyen de ne rien faire.

Le second changement doit conduire à décentraliser, à territorialiser les accords avec les professionnels de santé. Qui peut encore prétendre que les allocations de ressources doivent être identiques en tout point du territoire, alors que la densité de professionnels, les caractéristiques de la population, les moyens de déplacement, les conditions économiques sont radicalement différents ? Pourquoi n'arrive-t-on pas à considérer que le pilotage national et centralisé n'est pas la condition de l'égalité ? Nous ne sommes plus en 1945 ; l'organisation de la Sécurité sociale, sa gestion doivent changer.

Qui se souvient qu'en 1945 la majorité des dépenses de l'assurance maladie était constituée de ce que l'on appelle des « prestations en espèces », c'est-à-dire des revenus de remplacement, telles les indemnités journalières ? Elle remboursait peu de soins, au demeurant bien moins efficaces qu'aujourd'hui : elle se contentait de compenser les conséquences de la maladie. C'est ce qui explique l'organisation et le financement d'origine de la Sécurité sociale : comme elle était essentiellement consacrée aux salariés, il était normal que pour compenser des pertes de revenus on aille chercher le financement là où les salaires trouvent leur origine, dans les entreprises, à travers des cotisations patronales et des cotisations salariales souvent appelées « salaire différé ».

C'est aussi pourquoi la gestion de la Sécurité sociale est confiée aux partenaires sociaux de manière paritaire, avec des représentants des employeurs et des salariés. Ces derniers ont bénéficié jusqu'aux années 1960 de marges de manœuvre importantes, y compris dans la fixation des taux de cotisation. Ils ne les ont jamais utilisées, parce que, très vite, leur légitimité a été entamée par l'évolution de la structure des dépenses sans que l'on en tire aucune conséquence. En 1958, treize ans après la naissance de la Sécurité sociale, les prestations en nature, c'est-à-dire les remboursements de soins, atteignent le même niveau que les prestations en espèces, grâce au progrès médical.

Rappelons-nous quelques dates importantes : 1945, les premières utilisations à grande échelle de la pénicilline ; 1958, c'est la réforme Debré, qui fait définitivement basculer l'hôpital d'un rôle d'accueil et d'hébergement à celui d'établissement de soins – 50 % de prestations en nature et 50 % de prestations en espèces. Mais, rapidement, les prestations en espèces vont perdre un terrain considérable, puisque, aujourd'hui, plus de 90 % des dépenses sont des prestations en nature[1].

Qu'en déduire ? Tout simplement que l'enjeu de la gestion des dépenses n'est plus le même : nous sommes passés d'un monde où il « suffisait » de verser des revenus de remplacement et de laisser chacun les dépenser à sa guise, comme pour les retraites, à un autre où des dépenses sont remboursées *a posteriori*, dépenses qui dépendent de

1. Les indemnités journalières ne représentaient plus que 7 % des dépenses de la Sécurité sociale en 2013. Source : Comptes nationaux de la santé 2013, p. 93.

l'état de santé bien sûr mais aussi de nos décisions individuelles… et de celles des médecins. Chacun se transforme en ordonnateur de dépenses publiques !

Pour les retraites, même si l'équation financière est difficile à résoudre, le problème posé est assez simple : les sommes à verser sont connues, il « suffit » de trouver les recettes nécessaires pour les couvrir. Ce n'est évidemment pas le cas pour les dépenses de santé, à cause de leur nature mais aussi en raison de la multiplicité d'intervenants et de décideurs. Les dépenses sont connues *a posteriori*, ce qui sert d'excuse commode pour justifier les déficits. Voilà pourquoi j'attache autant d'importance à la gestion du risque, à l'organisation, aux parcours.

Tant que nous n'aurons pas su basculer dans cette logique nouvelle, celle de l'organisation, toute réforme sera vaine, et les acteurs continueront à faire semblant de gérer l'assurance maladie alors qu'ils ne font que constater les conséquences d'une situation qui leur échappe.

Une autre transformation, majeure et positive, s'est peu à peu accomplie depuis les années 1990, transformation qui elle aussi a entamé la légitimité des partenaires sociaux. Nous sommes, en effet, passés d'un système « bismarckien », fondé sur l'appartenance professionnelle, à un système de plus en plus universel. Aujourd'hui, tout le monde a des droits, l'aide médicale d'État servant de filet de sécurité.

Une première étape avait été franchie avec l'assurance personnelle ; une deuxième avec la CMU (couverture maladie universelle), qui donne accès à des droits sous condition de résidence en l'absence de droits consécutifs à une activité professionnelle ; une troisième avec la

Puma[1], la protection universelle maladie. Évidemment, la complexité demeure ; nous faisons comme si nous étions encore dans un système professionnel, avec plusieurs caisses nationales d'assurance maladie liées au statut – salarié, agricole, commerçant ou profession libérale –, qui offrent pratiquement les mêmes prestations et un filet de sécurité permettant aux autres d'avoir les mêmes droits !

La réalité est que nous sommes aujourd'hui dans un système universel... Nous avons d'ailleurs commencé à en tirer les conséquences en matière de financement. La CSG (contribution sociale généralisée) a remplacé une grande partie des cotisations, faisant ainsi contribuer au financement de la Sécurité sociale les revenus de toute nature. D'ailleurs, certains syndicats de salariés, attachés à la gestion paritaire de la Sécurité sociale, ne s'y sont pas trompés, contestant cette réforme, allant pourtant vers plus de justice et d'efficacité, au nom du changement de nature du système. Dès lors que chacun a les mêmes droits, comment contester sérieusement le fait que tous les revenus contribuent au financement ?

Une gouvernance dépassée

Ces profonds changements, à l'œuvre depuis plus de vingt-cinq ans, ont finalement assez peu modifié la gestion de la Sécurité sociale, du moins en apparence. En effet, au lieu de prendre le risque de rénover profondément la gouvernance, avec les inévitables mécontentements que cela impliquait, on a préféré vider les conseils de leurs

1. Protection universelle maladie mise en place au 1er janvier 2016, qui permet d'assurer une prise en charge des frais de santé sans rupture des droits en cas de changement de situation professionnelle.

prérogatives, entérinant ainsi la perte de légitimité des partenaires sociaux.

Aujourd'hui, les conseils des caisses ne servent plus à grand-chose, le véritable pouvoir ayant été transféré à l'État, avec un pilotage centralisé. Les pouvoirs publics disposent de la quasi-totalité des leviers – fixation de l'objectif de dépenses par le Parlement, évolution des prélèvements, maîtrise des discussions conventionnelles, pouvoir à l'hôpital – mais se révèlent incapables de contrôler la situation.

Une des étapes essentielles de cette évolution a été l'adoption des ordonnances d'avril 1996, plus connues sous le nom de « plan Juppé ». Mais on a oublié, vingt ans plus tard, que des mécanismes d'ajustement étaient prévus : ils figuraient dans le discours de novembre 1995 devant l'Assemblée nationale. Ces mécanismes ont été abandonnés après les mouvements de grève de l'hiver 1995.

Évidemment, l'absence de contraintes, de sanctions a profondément transformé la fixation de l'objectif national de dépenses d'assurance maladie, qui est devenu un objectif incantatoire au lieu de s'imposer à chacun. Pour autant, l'État aurait-il été en mesure d'obtenir des résultats très différents si les mécanismes contraignants avaient été maintenus ? J'en doute. J'en doute parce que je ne crois pas à un pilotage centralisé pour organiser un système aussi complexe, en permanence bouleversé par des décisions individuelles qui échappent en grande partie à la rationalité.

Ce dont nous avons besoin, c'est d'un pilotage décentralisé, faisant une place importante à tous les acteurs, financeurs bien sûr mais aussi et peut-être surtout professionnels de santé et usagers. Une telle (r)évolution laisse toute sa place à l'État, celle d'un État stratège, d'un État régulateur. Mais, surtout, que l'État cesse de tout vouloir gérer de l'avenue de Ségur (adresse du ministère de la Santé) ou de la porte de Montreuil (localisation de la Caisse nationale d'assurance maladie) en prenant la place d'acteurs ainsi complètement déresponsabilisés.

Nous n'avons plus le choix : il faut résolument tourner le dos à ce simulacre de démocratie sociale dans lequel les acteurs sont présents mais n'ont aucun rôle. Il faut aussi sortir de cette vision qui conditionne l'égalité à l'existence de droits identiques pour tous… sans se soucier de leur exercice effectif. C'est ainsi qu'aujourd'hui l'un des problèmes majeurs du système de protection sociale est devenu le non-recours aux droits, qui creuse l'écart entre une égalité de droit théorique et des inégalités de fait, toujours croissantes. Il faut sortir de cette vision uniformisante, nationale, d'une assurance maladie qui répugne à partager la gestion du risque, que ce soit avec les acteurs territoriaux, avec les ARS, avec les professionnels de santé ou avec les mutuelles.

“ CE DONT NOUS AVONS BESOIN, C'EST D'UN PILOTAGE DÉCENTRALISÉ, FAISANT UNE PLACE IMPORTANTE À TOUS LES ACTEURS.

7

Les véritables enjeux de la prise en charge

Si les mutuelles ont toujours été présentes, avant la Sécurité sociale, au moment de sa création et après, elles sont devenues de moins en moins visibles puis de plus en plus contestées en tant que symbole du relatif échec des régimes obligatoires. Cette mise en cause, récente mais violente, souvent entretenue par les pouvoirs publics, qui préfèrent voir le mécontentement se focaliser sur les mutuelles plutôt que sur la Sécurité sociale – ce qui mettrait leurs responsabilités en évidence –, mérite quelques remarques.

Les mutuelles, et elles plus précisément – car les critiques ne se dirigent pas autant vers les assureurs, dont on attend moins –, servent de plus en plus de boucs émissaires. Le reste à charge croissant des ménages est mis à leur débit plus qu'à celui de la Sécurité sociale, protégée par ses déficits. Comment en effet demander davantage à une institution aussi endettée et qui présente un tel déséquilibre ? Évidemment, les mutuelles sont équilibrées : elles ne peuvent pas faire autrement... Elles n'ont pas à leur disposition une caisse d'amortissement de la dette sociale, donc elles font preuve de responsabilité économique.

L'incapacité récurrente et bien française à maîtriser les dépenses de santé n'est pas interrogée. C'est sa conséquence, le coût des mutuelles, qui fait l'objet de récriminations. On confond les causes et les effets ; on ignore les contraintes que subissent les mutuelles, et pourtant, dans cet environnement hostile, elles continuent à développer des mécanismes de solidarité, infiniment plus que les autres acteurs de la protection sociale complémentaire, que ce soit en matière de tarifs, de solidarités intergénérationnelles ou de couverture des plus fragiles.

Vingt ans après la création de la Sécurité sociale, les mutuelles, qui étaient alors le seul acteur de la complémentaire santé, couvraient environ un tiers de la population. Aujourd'hui, c'est près de 95 % de la population qui est protégée par un organisme complémentaire d'assurance maladie, conséquence du développement des contrats collectifs, c'est-à-dire des contrats en entreprise, financés en partie par l'employeur. Cette évolution n'est pas anodine, ni sur le plan des choix qu'elle sous-tend en matière d'architecture de la protection sociale ni en matière économique.

Le développement des contrats collectifs en entreprise, c'est-à-dire l'ancrage de la protection complémentaire dans le monde du travail, intervient alors que le mouvement est inverse dans les régimes obligatoires : universalisation tant dans l'ouverture des droits (CMU, Puma) que dans le financement (CSG) d'un côté, organisation et concentration des aides pour les complémentaires sur une base professionnelle de l'autre. Comment comprendre que les évolutions des régimes obligatoires aient intégré le besoin d'une approche plus large, plus universelle, alors que les financements publics se concentrent sur les complémentaires d'entreprise, ignorant totalement les difficultés des exclus du monde du travail ?

Les aides publiques sont considérables, puisque ce sont 4,3 milliards d'euros[1] qui y sont consacrés, aides jugées d'un coût élevé et d'une pertinence discutable par la Cour des comptes. Malgré ce constat, en 2011, les partenaires sociaux ont encore augmenté ces dépenses lorsqu'ils ont inscrit dans l'accord national interprofessionnel[2] ce que l'on a abusivement appelé la « généralisation de la complémentaire santé ».

L'appellation est en effet trompeuse, puisque, sur les 4 millions de salariés potentiellement bénéficiaires de ces nouveaux contrats collectifs, 90 % bénéficiaient d'un contrat individuel. C'est donc, pour la quasi-totalité de la population concernée, une transformation de contrats individuels ne bénéficiant d'aucune aide en contrats collectifs financés à 50 % par l'employeur et fortement subventionnés par la collectivité. Tant mieux pour les bénéficiaires de cette mesure, mais était-ce la priorité lorsqu'on sait que 3,5 millions de personnes – le plus souvent des jeunes en difficulté d'insertion professionnelle, des chômeurs de longue durée, des personnes âgées – sont privées de mutuelle à cause de leur situation financière ?

1. Cour des comptes, « Les aides publiques au financement de la convention maladie complémentaire », rapport sur la Sécurité sociale 2011, septembre 2011, chapitre XI.

2. Accord national interprofessionnel du 11 janvier 2013, loi du 14 juin 2013.

Il est important de comprendre les mécanismes des aides dont bénéficient les contrats collectifs, parce qu'ils ne sont pas sans conséquence… sur l'équilibre des comptes des régimes obligatoires.

Comprendre le mécanisme des aides

L'aide apportée par la participation des employeurs ne serait pas contestable si elle n'était pas exonérée de cotisations sociales, privant ainsi la Sécurité sociale de ressources importantes. Tout employeur a intérêt à financer une couverture complémentaire pour ses salariés plutôt que de leur verser une somme équivalente en salaire… qui ferait l'objet de prélèvements sociaux et lui reviendrait ainsi beaucoup plus cher, mais contribuerait à l'équilibre des comptes sociaux.

Le salarié y trouve aussi son compte, puisque la part de la cotisation qui reste à sa charge est déductible de son revenu imposable… ce qui n'est pas le cas pour les contrats individuels. Une anomalie étonnante, puisqu'un retraité, par exemple, qui paie intégralement son contrat individuel ne déduit pas de ses revenus le coût de son contrat. Un salarié qui n'en paie que la moitié le déduit…

A-t-on suffisamment pris conscience que les organisations syndicales de salariés et d'employeurs, lorsqu'elles ont négocié l'accord interprofessionnel de 2013, ont mécaniquement augmenté le déficit de la Sécurité sociale en la privant de près de 500 millions d'euros de recettes (l'exonération de charges sociales de la part payée par l'employeur) ? Ce qui est pour le moins surprenant de la part de certaines d'entre elles, promptes à dénoncer une forme de privatisation de la Sécurité sociale dans le développement des complémentaires ! Ne contribuent-elles pas elles-mêmes à ce qu'elles dénoncent en favorisant la progression des contrats collectifs en entreprise, qui privent la Sécurité sociale de recettes et augmentent ainsi les déficits ?

Il ne s'agit évidemment pas de condamner un système favorable à ceux qui en bénéficient, mais de s'interroger sur la cohérence des aides. Bien sûr, les salariés ne sont pas des privilégiés. Mais est-il logique d'élargir les aides pour 4 millions de personnes dont 90 % avaient déjà une complémentaire quand 500 000 autres en dehors du monde du travail renoncent à une mutuelle pourtant indispensable pour accéder aux soins, à cause de l'aspect financier ?

Au-delà de cette question centrale de solidarité à un moment où, ne l'oublions pas, la majorité de la population est en dehors du monde du travail, pour de bonnes raisons (l'augmentation de l'espérance de vie) mais aussi de très mauvaises (l'importance du chômage), il faut également considérer l'effet de ces aides sur le contenu des garanties. Les contrats aidés remboursent souvent mieux les soins les plus visibles (optique, prothèses dentaires), qui sont aussi ceux où les pratiques tarifaires sont les plus anarchiques, parfois contestables, avec des dépassements de tarifs importants.

L'objectif affiché est la diminution des restes à charge, mais le résultat n'est pas toujours au rendez-vous. En effet, l'augmentation des remboursements a entretenu des mécanismes inflationnistes. Chacun a pu constater des pratiques, dites pudiquement « d'ajustement », qui consistent à demander à l'assuré social combien sa mutuelle rembourse avant de faire un devis ou, si la prise en charge excède le prix des lunettes choisies, de proposer des lunettes solaires pour porter la facture au niveau du remboursement maximal. Ces pratiques ont été dénoncées à maintes et maintes reprises. Mais rien n'y fait, on continue à privilégier la solvabilisation des dépenses plutôt que leur régulation.

Aujourd'hui, pour beaucoup, y compris les pouvoirs publics, une bonne mutuelle est une mutuelle qui rembourse beaucoup. Non ! Une bonne mutuelle, c'est une mutuelle qui diminue le reste à charge de son adhérent. Ce reste à charge dépend bien sûr du niveau de remboursement, mais aussi des prix pratiqués. L'objectif est de permettre à chacun l'accès à l'équipement ou au service qui correspond à son état de santé, de la meilleure qualité possible et à un coût maîtrisé. L'objectif n'est pas d'entretenir une inflation sans bénéfice pour l'assuré social.

« UNE BONNE MUTUELLE, C'EST UNE MUTUELLE QUI DIMINUE LE RESTE À CHARGE DE SON ADHÉRENT.

Or, lorsqu'on observe attentivement les tableaux de prestation des complémentaires, on constate que les complémentaires les plus aidées remboursent beaucoup plus les dépassements d'honoraires, les prothèses dentaires, l'optique, entretenant ainsi ces phénomènes inflationnistes et rendant plus difficile la couverture des dépenses pour les contrats individuels non subventionnés, les seuls accessibles aux plus fragiles.

C'est particulièrement évident pour l'optique. En dix ans, les remboursements des complémentaires ont augmenté de 60 % alors que le reste à charge des assurés sociaux n'a pas diminué d'autant, loin de là[1]. Pourquoi ? Parce que cette augmentation des remboursements a bien sûr amélioré l'accès aux lunettes mais a aussi contribué à la hausse de leur prix, notamment à cause des coûts de

1. Cour des comptes, « La prise en charge par les organismes de protection sociale de l'optique correctrice et des audioprothèses », rapport sur l'application des lois de financement de la Sécurité sociale 2013, chapitre XIV.

distribution liés au nombre excessif de nouveaux points de vente. Les complémentaires ont, hélas, autant financé de nouveaux magasins d'optique que des lunettes pour leurs adhérents.

L'enjeu est aujourd'hui de faire baisser le coût des complémentaires tout en maîtrisant le reste à charge des assurés. Ce n'est qu'ainsi que l'on permettra aux retraités de se soigner correctement – retraités qui consacrent désormais 10 % en moyenne de leur budget à l'acquisition d'une complémentaire, quand ils peuvent le faire !

Si le pourcentage de la population couverte par une complémentaire n'a cessé d'augmenter jusqu'en 2010, ce n'est plus le cas aujourd'hui : entre 2010 et 2012, le taux de la population non couverte est passé de 4,2 % à 5 %[1]. Cela peut paraître peu, mais ce sont 500 000 personnes qui ont ainsi dû se priver de complémentaire santé et qui multiplient par deux leur risque de devoir renoncer à des soins ; 500 000 personnes en dehors du monde du travail, alors que l'on a accepté des dépenses importantes avec l'accord-cadre interprofessionnel de 2013, qui au mieux verra 400 000 personnes accéder à une couverture complémentaire ! Un solde négatif de 100 000 personnes pour une dépense totale de plus de 2 milliards d'euros[2] – le résultat n'est pas glorieux !

Les mutuelles sont devenues indispensables, mais elles sont encore trop chères pour les plus fragiles. Pourtant, l'absence de mutuelle provoque des dépenses supplémentaires pour les régimes obligatoires, avec un recours à l'hôpital plus important. Le cercle vicieux est enclenché ; il est temps de tout remettre en ordre.

1. Drees, *La Complémentaire santé : acteurs, bénéficiaires, garanties*, édition 2016, fiche 10.
2. Étude d'impact du projet de loi relatif à la sécurisation de l'emploi.

Supprimer les complémentaires ?

Le débat est ouvert, il faut y répondre. Supprimer les complémentaires ne serait, dans l'absolu, pas forcément une idée à écarter... pour peu que plusieurs conditions soient réunies. D'abord, que les régimes obligatoires trouvent le moyen d'imposer des tarifs opposables pour limiter effectivement, et pas seulement fictivement – à cause des bases de remboursement sans rapport avec les prix réels –, les restes à charge ; ensuite, que les régimes obligatoires démontrent leur capacité à organiser l'offre, les parcours ; enfin, qu'ils équilibrent leurs comptes et résorbent les déficits. Revenir à des tarifs opposables tout en supprimant les déficits et en amortissant la dette serait évidemment souhaitable mais semble, hélas, peu réaliste. Si cela était possible, pourquoi aucun gouvernement ne l'a-t-il fait plus tôt ?

Bien sûr, un régime obligatoire est plus solidaire notamment parce qu'il peut mettre en jeu des solidarités verticales, c'est-à-dire redistributives. En effet, son caractère obligatoire lui permet de différencier les cotisations selon les revenus, sans faire fuir les plus élevés. Mais aujourd'hui, nous l'avons vu, l'enjeu n'est plus seulement la solvabilisation : c'est aussi l'organisation, la régulation, et les régimes obligatoires qui ont montré leurs limites.

Tous ceux qui préconisent la suppression des complémentaires ont le sentiment que leurs dépenses se réduisent au ticket modérateur. Or, ce n'est pas le cas : le ticket modérateur des dépenses de ville ne représente plus que la moitié des dépenses des mutuelles. Les dépenses les plus dynamiques sont des dépenses qui ne sont pas du tout remboursées par la Sécurité sociale, comme le forfait hospitalier, les implants dentaires ou des frais dont les prix sont déconnectés des bases de remboursement : optique, prothèses dentaires, ensemble des dispositifs médicaux, appareils auditifs, dépassements d'honoraires.

C'est pourquoi une augmentation des taux de remboursement de la Sécurité sociale, souhaitable à défaut d'être possible, n'a qu'un effet limité. Nous avons d'ailleurs un exemple sous les yeux : le régime d'Alsace-Moselle. Dans les trois départements concernés (Moselle, Bas-Rhin, Haut-Rhin), la Sécurité sociale rembourse de 90 % à 100 % des tarifs de base de la Sécurité sociale grâce à une complémentaire obligatoire financée par une cotisation supplémentaire des assurés. Mais cela ne supprime pas les restes à charge, ce qui explique la présence de mutuelles dans ces trois départements, comme partout. On y trouve d'ailleurs des taux de dépassements d'honoraires parmi les plus élevés, ce qui montre bien qu'un meilleur remboursement n'entraîne pas automatiquement une diminution des restes à charge !

Bien sûr, une amélioration des remboursements de la Sécurité sociale est souhaitable. Je qualifie d'ailleurs souvent la mutualité d'« assureur paradoxal », le seul qui proteste lorsque son marché augmente, c'est-à-dire lorsque la Sécurité sociale se désengage. Mais une meilleure prise en charge financière ne répond ni à l'enjeu des tarifs opposables ni à celui de la régulation. Des tarifs opposables, quelle que soit la manière d'y arriver, par contrainte ou par contractualisation, y compris avec les complémentaires, sont aussi indispensables que la régulation.

L'heure n'est plus au remboursement d'actes médicaux, de services ou d'équipements sans interrogation sur leur pertinence, sur leur coût et sur leur qualité. La priorité est l'organisation de l'offre, des parcours, l'entente sur les tarifs, puis le remboursement, sinon les prix augmentent en même temps que les remboursements et les restes à charge ne baissent pas.

Les mutuelles et les territoires

La place des complémentaires dépend des choix opérés pour les régimes obligatoires. Aujourd'hui, tout notre système est bâti sur le respect d'une égalité de droit, à la différence de nombreux pays anglo-saxons, où l'on s'attache davantage à la réalité des inégalités qu'à l'existence de droits censés les combattre. Nous vouons, en France, un véritable culte aux textes ; nous en produisons d'ailleurs beaucoup, mais nous portons moins d'attention à leur application. Dès lors que la loi affirme que nous bénéficions tous des mêmes droits, cela suffit.

Cette vision légitime le centralisme, puisque l'égalité n'est jamais mieux incarnée que lorsque chacun dispose des mêmes droits, où qu'il se trouve, même si l'absence de professionnels empêche de les exercer. Peu importe qu'on puisse en user dès lors que chacun en dispose ! La déclinaison territoriale du pilotage de la santé est aujourd'hui l'enjeu majeur si l'on veut que chacun puisse réellement exercer ses droits.

Il faut d'abord « territorialiser » la Sécurité sociale. Pour en mesurer la difficulté, il suffit de se souvenir de la résistance dont a fait preuve l'assurance maladie lors de la mise en place des ARS. Le premier souci aurait dû être de leur déléguer des compétences étendues en matière de gestion du risque, y compris en permettant des transferts de financement. Ce n'est pas ce qui s'est passé, l'assurance maladie n'ayant de cesse de défendre son monopole de la gestion du risque. Pourtant, sa gestion du risque, représentée par les dispositifs conventionnels, a montré ses limites. Lorsqu'on négocie des tarifs identiques partout et pour tout le monde, on sait très bien qu'ils sont insuffisants dans certains territoires et créent des situations de rente ailleurs.

La place des complémentaires dépend du modèle retenu pour les régimes obligatoires. Encore faut-il ouvrir le débat. Prenons comme exemple l'optique. Aujourd'hui, les régimes obligatoires remboursent 3,6 % des dépenses d'optique[1] ; 3,6 % ! Et, pourtant, ils continuent à fixer les tarifs de remboursement, à définir la nomenclature. Pour qui ? Pour quoi ? Soit les pouvoirs publics se donnent les moyens de remonter le niveau de leur intervention financière et ils peuvent jouer un rôle, soit il faut sortir de l'hypocrisie et confier la gestion de ce secteur aux complémentaires. À condition bien sûr d'avoir réellement généralisé les complémentaires – pas seulement dans le monde du travail – pour préserver l'accès de tous aux équipements.

> **“ CE QUI M'IMPORTE, C'EST L'ACCÈS AUX SOINS DE TOUS.**

Certains y verront peut-être un démantèlement de la Sécurité sociale. Si c'est le cas, ce démantèlement est bien plus ancien : il date du moment où l'on s'est résigné à laisser filer les prix de l'optique. Aujourd'hui, il y a urgence à apporter une réponse pour diminuer le taux de renoncement aux soins d'optique.

Ce qui m'importe, c'est l'accès aux soins de tous. Quel est le meilleur moyen pour le garantir ? La mutualité a un savoir-faire, une expérience et s'appuie sur des réalisations. Beaucoup de mutuelles offrent à leurs adhérents un remboursement total de leurs lunettes s'ils ont recours aux réseaux avec lesquels ils ont passé des conventions,

1. Cour des comptes, « Rapport sur la Sécurité sociale », p. 405, septembre 2013.

notamment avec celui des opticiens mutualistes, dont les prix sont de près de 20 % inférieurs à la moyenne nationale.

La même question va se poser très vite pour les soins dentaires. Les revenus des chirurgiens-dentistes proviennent pour les deux tiers de l'activité prothétique, qui leur prend un tiers de leur temps. Les chirurgiens-dentistes ne sont pas moins soucieux de l'intérêt général que d'autres, mais comment imaginer qu'ils privilégient spontanément la partie de leur activité la moins rémunératrice ? La Sécurité sociale rembourse correctement les soins, mais comme ils ne sont pas valorisés comme ils devraient l'être, l'activité se déplace des soins vers les prothèses... qui ne sont remboursées qu'à hauteur de 18 %[1] par les régimes obligatoires, les complémentaires étant devenues les principaux financeurs, et de loin, de cette activité.

Cette absence de cohérence dans la valorisation des actes, au-delà d'un transfert insidieux des régimes obligatoires vers les complémentaires, constitue un encouragement à privilégier l'activité prothétique au lieu d'investir dans la prévention et les soins, ce qui est, bien sûr, une aberration en matière de santé publique... et de dépenses futures !

On en arrive même à voir apparaître aujourd'hui des centres *low cost* exclusivement consacrés à l'activité prothétique, qui s'arrangent pour éviter tous les soins non rentables, y compris l'orthodontie pour les enfants... en fermant le mercredi ! Aucun exemple n'illustre mieux que celui-ci les conséquences d'une gestion à courte vue et de l'absence de partenariat entre assurance maladie et complémentaires. Il faut arriver à de tels excès pour faire comprendre que les décisions des uns créent les dépenses

1. Cour des comptes, *op. cit.*, p. 346, septembre 2010.

des autres et que les réponses durables ne peuvent être celles d'un seul acteur au détriment des autres.

Il est pourtant possible de trouver des solutions pérennes, y compris sans dépenser davantage – les dentistes ne revendiquent d'ailleurs pas une augmentation de leurs revenus –, en privilégiant la rémunération des soins les plus utiles et en coordonnant des interventions des régimes obligatoires et complémentaires. C'est le défi de la gestion du risque.

Pour que le système perdure...

Il faut confier aux complémentaires une partie de la gestion du risque. Il y va de la survie du système et de l'intérêt des professionnels de santé. La gestion du risque, c'est l'organisation du parcours du patient ; c'est le financement des outils de coordination et de coopération des professionnels qui font défaut ; c'est une meilleure organisation de l'offre par l'incitation à des pratiques plus collectives, pluridisciplinaires ; c'est enfin une meilleure rémunération des pratiques de qualité.

Ces idées progressent : les médecins ont adopté, aujourd'hui, les rémunérations sur objectifs auxquelles leurs syndicats étaient totalement opposés hier. Les complémentaires doivent pouvoir passer des accords avec les professionnels de santé. Ces accords n'ont pas pour but de sélectionner les médecins : l'état de la démographie médicale, pour longtemps encore, interdit même d'évoquer cette hypothèse si certains y pensaient. Ils ont simplement pour but de mieux valoriser les pratiques de qualité.

Qui plus que les complémentaires a la légitimité pour porter de tels accords ? Même pour les médecins, une telle contractualisation ne présente que des avantages. Pourquoi ? Parce que les complémentaires ne sont pas en position de monopole, qu'elles peuvent s'adapter aux logiques territoriales. Et la mutualité au sein des complémentaires est mieux placée encore, parce qu'elle connaît les métiers du soin, que 15 000 professionnels de santé travaillent dans ses services de soins et d'accompagnement. Confier aux complémentaires une part plus importante de la gestion du risque, ce n'est pas privatiser la Sécurité sociale, c'est adapter la gestion du risque au terrain, aux pratiques des professionnels, c'est faire preuve de pragmatisme.

Les mutuelles et les autres

Parler du « marché des complémentaires » est quelque chose d'assez nouveau : les mutuelles en ont longtemps été les seuls acteurs. Le premier changement est venu du développement des contrats collectifs et de l'arrivée de ce qu'on appelle les « institutions de prévoyance » ou maintenant les « groupes de protection sociale », qui ne proposaient à l'origine que des contrats de prévoyance aux entreprises et ont développé une activité de santé. Ces institutions de prévoyance sont gérées de la même façon que la Sécurité sociale, c'est-à-dire de manière paritaire, par les syndicats et les employeurs. Petit à petit sont apparus les assureurs privés, qui ont pris une place de plus en plus importante à mesure que le marché de la santé se segmentait.

Au moment où j'exerçais mes premières responsabilités en mutualité, il existait au sein du mouvement mutualiste un « pacte d'union », sorte d'accord de non-agression entre mutuelles pour éviter une concurrence dans leurs sphères d'activité respectives, territoriales ou professionnelles, qui aurait fragilisé les mécanismes de solidarité. Cette régulation de la concurrence – qui serait aujourd'hui qualifiée d'« entente » et sanctionnée comme telle par l'Autorité de la concurrence – permettait d'éviter que certains aillent prospecter les bons risques à l'intérieur d'un portefeuille et que la solidarité entre les hauts et bas revenus, entre les plus jeunes et les plus âgés ne se délite.

La croyance aveugle dans les vertus de la concurrence a conduit à interdire ce type de régulation, permettant ainsi aux nouveaux entrants sur ce marché de viser les « bons » risques : les jeunes, les catégories économiquement favorisées. La naïveté des pouvoirs publics, qui pensaient qu'interdire les questionnaires médicaux suffirait à éviter la sélection des risques, a fait le reste. Cette prime aux nouveaux entrants a fait le lit des exclusions auxquelles nous assistons aujourd'hui. Les acteurs les plus solidaires, les mutuelles, couvrent beaucoup plus les populations fragiles : elles protègent 55 % de la population générale mais les deux tiers des retraités, 70 % des ressortissants de la CMU gérés dans les Ocam, ce qui fragilise leurs équilibres économiques.

Nous sommes enfermés dans un autre cercle vicieux : le nouvel entrant sur le marché qui cible les jeunes fait évidemment « vieillir » le portefeuille des assureurs déjà en place. Ceux qui arrivent ont donc un avantage concurrentiel et peuvent développer des pratiques très agressives sur un plan commercial en étant très attractifs vis-à-vis des bons risques. La seule réponse possible des assureurs en place est d'entrer eux aussi dans la segmentation, en supprimant de nombreux transferts solidaires, entre les générations par exemple.

Il en va de même au niveau des revenus. Dans les mutuelles qui avaient des populations très homogènes, comme les mutuelles de la fonction publique, les cotisations étaient proportionnelles aux revenus. Que s'est-il passé ? D'autres acteurs ont bâti des offres pour les plus hauts revenus... sans bien sûr s'intéresser aux moins favorisés. Les mutuelles de la fonction publique n'ont eu d'autre choix que de s'éloigner peu à peu de la proportionnalité entre cotisations et revenus. Tous ces phénomènes se sont mis en place petit à petit et ont finalement généré une segmentation de plus en plus forte des offres des différents opérateurs complémentaires.

Lorsqu'il y a trente ans ou même quinze ans on me demandait : « J'ai besoin d'une mutuelle, peux-tu m'en conseiller une ? », je n'avais pas trop de mal à le faire, parce que les mutuelles avaient une offre ou deux. Aujourd'hui, je ne sais plus répondre à cette question, une mutuelle propose de nombreuses offres différentes, très segmentées. C'est une évolution qui va à l'encontre de l'idée même d'assurance. L'homogénéité de plus en plus grande des populations rassemblées dans un même contrat réduit l'aléa, transformant, en forçant un peu le trait, la répartition des risques en un financement préalable de dépenses quasi certaines ou du moins de plus en plus prévisibles. C'est d'ailleurs à cause de cette évolution que la valeur ajoutée des complémentaires réside aujourd'hui au moins autant dans l'organisation des parcours, dans les accords avec les professionnels de santé que dans l'activité d'assurance proprement dite.

L'exemple de l'optique est le plus parlant. Ceux qui ne portent pas de lunettes ne privilégieront évidemment pas les contrats qui remboursent mieux les lunettes, limitant ainsi la solidarité entre porteurs de lunettes et les autres.

En outre, ceux qui portent des lunettes renouvellent leurs équipements à peu près au même rythme, ce qui supprime les mécanismes de mutualisation. Dès lors, ce qu'apporte une bonne mutuelle, c'est autant sa capacité à nouer des accords avec les opticiens – accords qui portent à la fois sur la qualité des équipements, la traçabilité des verres, leurs caractéristiques, le prix – que le remboursement lui-même. Or, les gouvernements, de gauche comme de droite, ont de plus en plus tendance à réglementer le contenu des contrats, à uniformiser les offres pour ne faire porter la concurrence que sur les prix, limitant ainsi la capacité d'innovation des complémentaires dans les services apportés à leurs adhérents.

Curieusement, au lieu de permettre aux complémentaires de contribuer à l'amélioration de la qualité de l'offre de soins en remboursant mieux des services de qualité, on les oblige à aligner leurs garanties, déplaçant la concurrence des offreurs de soins vers les financeurs, en contradiction avec toutes les théories économiques ! Toutes les analyses internationales montrent, en effet, que pour améliorer l'efficacité d'un système de protection sociale il faut faire porter la concurrence sur l'offre de soins et pas sur les financeurs, surtout si on leur impose le contenu de leurs prestations.

Une concurrence non régulée entre complémentaires favorise les acteurs qui préfèrent limiter leurs interventions aux niches les plus solvables plutôt que de chercher à couvrir l'ensemble de la population en mettant en œuvre des mécanismes de solidarité. Aujourd'hui, les mutuelles font jouer la solidarité intergénérationnelle en limitant la progression de leurs tarifs en fonction de l'âge. Les tarifs de 78 % de leurs contrats individuels progressent moins vite ou proportionnellement à l'âge, alors que seulement

10 % des contrats des assureurs privés sont dans ce cas[1]. La conséquence est évidemment une moyenne d'âge plus élevée pour les mutuelles, ce qui les handicape économiquement… sauf à isoler les retraités dans des contrats spécifiques, ce qui, évidemment, interdit la solidarité intergénérationnelle – et fait monter les prix pour les retraités, qui ne bénéficient plus de la solidarité des plus jeunes, en meilleure santé.

J'avais alerté le président de la République, François Hollande, en juin 2015 lorsqu'il a participé à Nantes au 41e Congrès de la Mutualité française sur ces ruptures de solidarité et leurs conséquences, notamment pour les retraités, en précisant que la seule solution était un retour à des solidarités élargies et non à l'instauration de dispositifs spécifiques pour telle ou telle fraction de la population qui isolent ceux qui auraient précisément besoin des autres ! C'est pourtant la voie choisie par le gouvernement à l'automne 2015, lorsqu'il a proposé un appel d'offres spécifique aux retraités… en espérant que la concurrence ferait baisser les prix, ce qui est évidemment impossible durablement.

Au lieu de chercher à développer les solidarités en incitant économiquement à la mutualisation la plus large, par exemple en taxant plus lourdement les acteurs qui sélectionnent les populations, on prépare une évolution « à l'américaine » pour les complémentaires. Les populations fragiles qui ne pourront se payer seules une couverture complémentaire auront recours aux « filets de sécurité » financés peu ou prou par la collectivité – la couverture maladie universelle, l'aide à la complémentaire santé –,

1. Drees, *Études et résultats*, n° 850, septembre 2013.

les complémentaires se partageant le seul marché solvable réservé à ceux qui peuvent payer.

L'absurdité des règles économiques qui régissent l'intervention des complémentaires, bridées dans leur capacité d'innovation notamment dans leurs relations avec les professionnels de santé... mais livrées à la concurrence destructrice d'un marché non régulé, atteint son comble lorsqu'on s'intéresse aux taxes qu'elles supportent. En moins de dix ans, de 2005 à 2012, les taxes sur les mutuelles sont passées de 2,5 % du chiffre d'affaires à 13,27 %. En valeur absolue, cela signifie que chaque adhérent payait 13 euros en moyenne de taxes, chiffre porté à 76 euros en moins de sept ans !

Aucun secteur d'activité n'a subi une telle augmentation. Il ne s'agit évidemment pas de rejoindre les discours anti-impôts qui accompagnent aujourd'hui un poujadisme renaissant, mais de s'interroger sur les conséquences de cette situation. En effet, une grande partie de ces taxes sert à financer les dispositifs de sécurité mis en place pour ceux qui n'arrivent plus à se payer une couverture complémentaire ! On augmente donc le prix des complémentaires, augmentant en même temps le nombre de personnes qui n'y ont plus accès, qui bénéficient donc des filets de sécurité... qu'il faut financer en augmentant les taxes ! Peut-on imaginer plus absurde ?

Il est pourtant possible de sortir de cette situation injuste, inflationniste et inefficace. Cessons de raisonner à partir des institutions, assurance maladie obligatoire comme complémentaire, et fixons-nous des objectifs de résultats pour les assurés sociaux en termes d'accès aux soins, de qualité de prise en charge, pour que chacun puisse bénéficier de soins de qualité et des dernières avancées de la science. Pourquoi ne pas faire confiance aux acteurs de la protection sociale, non pas aveuglément, mais en les laissant développer des initiatives qui seront jugées au regard de leur capacité à réduire les restes à charge et à couvrir toute la population, y compris et surtout les plus fragiles ? Moduler les taxes en fonction de ces résultats est non seulement possible, mais facile. Nous y gagnerions en efficacité, en simplification, en lisibilité.

La régulation est indispensable pour relever le double défi de l'organisation de l'offre de soins et du financement. Les deux doivent s'articuler, être pensés en même temps. On ne trouvera pas de solution pérenne pour le financement si on n'améliore pas l'organisation. Chacun le reconnaît.

Réguler, c'est mettre en place des règles avec les acteurs pour les inciter à atteindre des objectifs définis. Ce n'est pas dicter leur comportement par des contraintes administratives pesantes et inefficaces. En France, nous avons du mal à trouver l'équilibre entre le laisser-faire et l'excès de réglementation. Seuls les acteurs concernés, s'ils prennent leurs responsabilités, contraindront les pouvoirs publics à jouer leur vrai rôle, qui n'est pas de faire, mais de construire le cadre pour que chacun puisse participer à la réalisation des objectifs communs.

« ON NE TROUVERA PAS DE SOLUTION PÉRENNE POUR LE FINANCEMENT SI ON N'AMÉLIORE PAS L'ORGANISATION.

Pourquoi les professionnels de santé, et notamment les médecins, ou plutôt leurs syndicats, n'ont-ils pas encore compris que leur intérêt est de mieux s'organiser ? Mieux s'organiser pour améliorer leurs conditions d'exercice, mieux s'organiser pour valoriser leur formation et mettre fin à ce gâchis qui consiste à utiliser les professionnels de santé, quels qu'ils soient, à un niveau inférieur à leurs compétences... Mieux s'organiser, enfin, pour une meilleure allocation des ressources et une meilleure répartition des revenus, une meilleure rémunération des activités cliniques.

C'est cela, la régulation, très concrètement. C'est à la fois simple et compliqué. C'est sortir des corporatismes pour proposer des solutions et éviter des lois qui ne remplaceront jamais la capacité des acteurs à s'organiser eux-mêmes. C'est ne pas pénaliser les acteurs qui agissent dans l'intérêt général. Aujourd'hui, les intérêts particuliers dominent le système, et l'État est dans l'incapacité d'apporter une vision prospective, une réponse globale. Le système de santé n'obéira jamais aux injonctions d'une instance nationale qui dira à tous les professionnels de santé et à tous les Français comment ils doivent soigner et se soigner. Il faut évidemment laisser des marges de manœuvre, mais il faut aussi encourager les comportements vertueux et... partir de l'existant.

En finir avec une convention nationale

Le paritarisme a démontré ses limites. Le pilotage centralisé aussi. Investissons dans le pilotage local. La politique conventionnelle est le meilleur exemple de l'inadaptation des pilotages nationaux.

L'histoire de la politique conventionnelle est le reflet de ses difficultés. Il a fallu attendre 1971 pour enfin définir des tarifs opposables... mais nationaux – l'heure n'était pas encore à la décentralisation –, système abandonné subrepticement neuf ans plus tard, lorsque Raymond Barre a autorisé les dépassements d'honoraires. Il a fallu attendre 1990 pour connaître la première convention séparant généralistes et spécialistes, convention qui a d'ailleurs suscité chez les médecins un mouvement de protestation parce que cela remettait en cause l'omnivalence du diplôme de médecin.

Pourtant, qui pouvait encore soutenir que l'activité d'un généraliste devait répondre aux mêmes règles que celle d'un cardiologue, qui peut prescrire des actes techniques qu'il réalise lui-même, ou d'un radiologue, en réalité à la tête d'une petite entreprise ? Cette vision uniformisante du diplôme de médecine heurte le bon sens de chacun d'entre nous. Qui prétendrait qu'un psychiatre a les mêmes compétences qu'un chirurgien ? Personne n'irait se faire opérer par un psychiatre ou confier son mal-être à un chirurgien orthopédiste.

Les différents spécialistes n'exercent pas les mêmes métiers, ils travaillent dans des conditions différentes. Quel sens peut avoir une convention unique et de surcroît nationale ? Il faut avoir le courage de reconnaître que le système conventionnel est dépassé. Les débats qui ont entouré la loi de santé en 2015 le démontrent une fois de plus. Une disposition pourtant prudente de cette loi prévoit la possibilité de déclinaisons territoriales des conventions avec l'accord des signataires nationaux. Malgré sa timidité et le droit de veto des syndicats signataires de la convention nationale, cette disposition a été contestée comme si elle incarnait la fin de la médecine libérale ! Comment espérer faire évoluer le système conventionnel si même de telles dispositions sont rejetées par les syndicats médicaux ?

Il faut sortir de ces postures ! Il faut que l'assurance maladie accepte de mettre fin à son monopole de la gestion de risque, au demeurant limité à la médecine de ville. Le système conventionnel classique a vécu. Si l'on peut accepter qu'une convention-cadre fixe quelques principes, c'est bien sur le terrain que les conventions doivent être négociées.

Les raisonnements nationaux font la part belle aux moyennes mais ignorent les réalités locales. Il existe une offre hospitalière excédentaire, mais pas partout. Face à cela, le système conventionnel n'apporte aucune réponse ; il se transforme même en carcan qui empêche les évolutions. Si l'on veut perpétuer les blocages actuels, pourtant dénoncés par tous, continuons à limiter le débat à la revalorisation de la consultation sans s'intéresser à la manière de financer la coordination entre professionnels ; sans aborder la question des revenus globaux, de la carrière des médecins, de l'articulation entre ville et hôpital. En bref, restons dans le cadre conventionnel actuel.

Bien sûr, ces questions sont évoquées dans les discussions conventionnelles, mais elles se heurtent vite aux contraintes et aux limites de l'approche nationale. Il faut comprendre que la régulation sera locale ou ne sera pas. Faisons confiance aux acteurs de terrain, laissons les malades exprimer leurs besoins, fixons un cadre et des objectifs et évaluons les résultats. Or, aujourd'hui, les pouvoirs publics ne font pas confiance aux acteurs, quels qu'ils soient. Ils font donc à leur place, plus mal qu'eux, sans tenir compte des réalités de terrain.

Il faut responsabiliser les acteurs, les laisser décider de la meilleure manière d'atteindre les objectifs fixés et d'évaluer les résultats. C'est un changement essentiel. Les pouvoirs publics doivent devenir régulateurs et abandonner leur rôle d'acteur, rôle pour lequel ils n'ont ni légitimité ni compétence. Nous n'avons pas le choix. Toutes les marges d'amélioration, dans le cadre actuel, ont été explorées.

Changer, c'est prendre le risque d'une véritable décentralisation, d'une véritable délégation de gestion, d'une confiance enfin accordée aux acteurs. Commençons par leur donner une plus grande place dans la gouvernance des ARS, à leur transférer les pouvoirs de l'assurance maladie en matière d'organisation de la médecine ambulatoire, sinon tout espoir de voir diminuer le poids de l'hospitalisation restera vain. Essayons ensuite de permettre la contractualisation entre les complémentaires et les professionnels de santé, de manière limitée, tant géographiquement que professionnellement, pour enfin sortir des débats théoriques et dogmatiques et vérifier si des résultats peuvent être ainsi obtenus.

Pourquoi ne pas décliner l'Ondam, l'Objectif national de dépenses de l'assurance maladie, localement en mettant chacun devant ses responsabilités ? Que risque-t-on à réunir des conférences de territoire pour demander aux médecins les dispositions qu'ils proposent pour atteindre l'objectif fixé ? Naïveté, diront certains ? Non, réalisme, dès lors que la méthode est rigoureuse, transparente, et les objectifs, explicites.

Il ne s'agit pas d'une confiance aveugle accordée aux acteurs. Il s'agit simplement de les mettre face à leurs responsabilités, de leur permettre de faire la démonstration que ce qu'ils revendiquent est possible.

Encore une idée reçue : la fraude

La fraude est une sorte de « marronnier » qui pour la presse et les politiques permet de faire consensus autour d'un discours, pourtant inexact, et qui détourne des vraies priorités de la régulation. Qui n'a jamais entendu dire que l'apparente gratuité des médicaments conduisait à de nombreux abus, que des étrangers organisaient des trafics de médicaments à destination de leur pays d'origine aux frais de la Sécurité sociale et autres affirmations de même nature ? Bien sûr, de tels comportements existent, mais ils sont exceptionnels. Il ne s'agit pas, lorsque j'affirme cela, d'une opinion, mais d'une réalité.

Chacun devrait lire le rapport de la Délégation nationale de lutte contre la fraude[1]. Sa lecture est instructive pour qui veut en comprendre les enjeux. On y apprend, notamment, que la fraude aux indemnités journalières – que chacun illustre volontiers par un exemple de voisinage, laissant ainsi penser que c'est une pratique courante – représente 20 millions d'euros. Qui sait que la fraude aux prestations en nature opérées par des professionnels de santé ou des établissements de santé se chiffre à 160 millions d'euros ? Ce n'est pas considérable en valeur absolue, mais c'est tout de même 8 fois plus que la fraude des assurés sociaux en matière de prestations en espèces.

Intéressons-nous maintenant aux chiffres les plus importants. Les droits non exercés, pour des raisons de trop grande complexité, de non-connaissance, sont estimés au minimum à 10 milliards d'euros – c'est 500 fois plus que la fraude aux indemnités journalières. Il n'est pas question de considérer comme normale, ni même acceptable, la fraude aux indemnités journalières, pas plus que les comportements marginaux mais incontestablement délictueux de quelques rares professionnels de santé. Il s'agit de ne pas se tromper sur les objectifs de la lutte contre la fraude.

Si l'on veut améliorer les comptes publics, il faut combattre en priorité la fraude aux cotisations sociales,

1. Délégation nationale de lutte contre la fraude, « Lutter contre la fraude, bilan 2013 », janvier 2015.

la non-déclaration d'employés par leur employeur, le travail au noir, qui représentent 20 à 25 milliards d'euros de manque à gagner selon la Cour des comptes, 7 milliards selon l'Acoss[1], l'écart entre les estimations démontrant l'importance des efforts à accomplir pour mieux connaître et donc lutter contre cette fraude. Il faut bien sûr aussi lutter contre les fraudes des quelques profiteurs du système, mais pour des raisons plus morales, plus citoyennes qu'économiques. Quand une partie de la population a le sentiment que les prélèvements obligatoires servent à financer des comportements frauduleux, cela nourrit la contestation à l'égard de ces prélèvements. La surveillance de l'utilisation de l'argent public doit être d'une rigueur absolue si l'on ne veut pas vider de son sens le geste citoyen qu'est le consentement à l'impôt, aux prélèvements sociaux.

Sortir des postures… pour contrer les impostures

Nous sommes le seul pays qui continue à prétendre qu'une liberté totale des acteurs permet d'obtenir une organisation optimale ! Aberrant. Même dans un marché « parfait », le besoin de régulation est reconnu ; alors que dire d'un marché comme celui de la santé, marqué par l'irrationalité des acteurs et une solvabilisation publique ? Aucun autre pays ne prétend gérer un financement collectif sans organisation ni contrainte tarifaire. Un tel laisser-faire ne peut produire qu'une mauvaise utilisation des ressources et des tendances inflationnistes.

1. Acoss : Agence centrale des organismes de Sécurité sociale.

Dans tous les pays, en présence de financements publics, il existe une contrainte sur les prix. Pour une raison extrêmement simple : on ne peut diminuer le reste à charge des patients sans un prix fixé à l'avance. On a parfois le sentiment d'enfoncer des portes ouvertes en rappelant ces évidences... ce qui n'empêche pas les syndicats de médecins de continuer à réclamer « le beurre et l'argent du beurre », attitude contestée mollement par les pouvoirs publics, qui craignent de se les aliéner.

En effet, les gouvernements, quelle que soit leur couleur politique, sont obsédés par les réactions des professionnels de santé et en même temps tombent dans le piège des décisions symboliques, « marqueurs » de gauche ou de droite sans réelle conséquence sinon celle de susciter des oppositions tout aussi symboliques que ce type de décision mais paralysantes. Ces sujets focalisent les regards, exacerbent les oppositions sur des débats secondaires qui empêchent de consacrer l'énergie nécessaire aux réformes de structure. Le tiers payant en est une magnifique illustration. On a réussi à faire de ce sujet le cœur de la loi de santé de 2015, qui comportait pourtant bien d'autres mesures plus importantes, générant un conflit d'autant plus difficile à maîtriser qu'il ne repose sur aucun argument rationnel.

Bien sûr, les débats sur l'obligation, les dates butoirs n'ont pas été inutiles, notamment pour faire travailler toutes les complémentaires ensemble, comme cela a été fait à l'initiative de la Mutualité. Mais, pour autant, n'aurait-il pas été préférable de bâtir un système simple, de laisser les médecins s'y habituer puis de généraliser plutôt que de nourrir les peurs avec des positions rigides dont chacun sait qu'elles ne seront jamais suivies de sanctions – et c'est mieux ainsi, puisque c'est par la démonstration de la simplicité, de l'intérêt pour les professionnels de santé comme pour les assurés que les réticences seront levées ?

Au lieu de cela, on a réussi à créer un front hétéroclite contre le tiers payant, mettant même en cause les dispositifs qui fonctionnaient depuis longtemps à la satisfaction de 100 000 professionnels de santé. Personne n'émettait la moindre critique sur ces mécanismes en œuvre depuis plus de quinze ans ! Il est étonnant de voir le milieu des professionnels rejeter un outil qu'ils utilisent dans leur propre vie quotidienne, puisque le paiement par carte bleue est un système de tiers payant, la banque réglant le commerçant pour notre compte. Est-ce qu'il est plus compliqué de vérifier l'ouverture des droits que l'approvisionnement d'un compte ? Évidemment non, et l'argument du nombre de complémentaires (entre 400 et 500) ne tient pas, les banques étant aussi nombreuses en France (383 selon la Fédération bancaire française[1]) !

“ LE TIERS PAYANT EST UN REDOUTABLE RÉVÉLATEUR DES DÉPASSEMENTS D'HONORAIRES.

Un tel blocage conduit à priver le secteur de la santé d'un outil de paiement moderne, plébiscité dans tous les autres secteurs. Il est aujourd'hui difficile de trouver un commerçant refusant la carte bleue, alors qu'il est de plus en plus difficile de payer par chèque. Les médecins seront-ils les derniers à les utiliser ? Ne soyons pas naïfs : d'autres considérations sont à prendre en compte. Le tiers payant est un redoutable révélateur des dépassements d'honoraires, puisque seuls ceux-ci seront directement payés au médecin en l'absence d'accord entre les médecins et les complémentaires, ce que les syndicats médicaux refusent.

Cette raison de l'opposition de certains au tiers payant n'est évidemment pas avouable, les médecins préférant

1. Fédération bancaire française, Fbf.fr, 1er septembre 2015.

invoquer la déresponsabilisation des patients, comme si la dispense d'avance de frais était synonyme de gratuité, comme si nous consultions notre médecin par plaisir et que nous prescrivions nous-mêmes les médicaments. Lorsque je paie un repas au restaurant, je n'ai pas le sentiment d'être invité par ma banque ! Est-ce parce que l'on me donne une facture ? Eh bien, faisons ainsi pour les dépenses de santé : il n'est pas absurde que chacun connaisse la contrepartie des cotisations que nous payons et comprenne ainsi beaucoup mieux les mécanismes de solidarité. Appliqué à l'hôpital, cela permettrait de mesurer son coût réel et de réaliser que sans Sécurité sociale nous ne pourrions pas nous soigner en cas de coup dur !

N'oublions pas que la Sécurité sociale, c'est avant tout le droit à la dignité. C'est la possibilité d'être soigné indépendamment de ses revenus, de ne pas être obligé de dire que l'on se trouve dans une situation difficile pour bénéficier d'une assistance condescendante. Le tiers payant « social » réclamé par certains médecins est une attitude stigmatisante, à laquelle je croyais que l'on avait mis fin en 1945. Une attitude qui porte atteinte à la dignité des plus fragiles.

> **“ N'OUBLIONS PAS QUE LA SÉCURITÉ SOCIALE, C'EST AVANT TOUT LE DROIT À LA DIGNITÉ.**

Mieux dépenser

Il est politiquement plus correct de préconiser une « meilleure » dépense qu'une moindre dépense. Ce sujet est sensible, parce qu'il est difficile de trouver l'équilibre entre l'intérêt d'un secteur en expansion (pourquoi se désole-t-on d'une croissance pour le secteur sanitaire alors qu'on l'espère, qu'on l'implore pour les autres activités ?) et la difficulté à maintenir un équilibre des comptes indispensable si nous ne voulons pas faire financer nos dépenses de santé par nos enfants. Il est sensible parce que les dépenses, que l'on trouve toujours trop élevées lorsqu'on regarde les déficits de l'assurance maladie, sont aussi des revenus, directs pour les professionnels libéraux, indirects pour les salariés de l'industrie pharmaceutique par exemple, revenus auxquels tiennent évidemment leurs bénéficiaires. N'oublions pas cette réalité économique qu'il est indispensable de prendre en compte avant toute réforme pour qu'elle soit acceptable socialement et soutenable économiquement. Il est possible de réduire les dépenses remboursées sans mettre en péril un secteur d'activité par des chocs trop violents ; cela nécessite simplement anticipation, prévision, visibilité et constance !

Je suis pour ma part un grand défenseur de la maîtrise des dépenses de santé, dans un souci de bonne utilisation des deniers publics mais aussi d'équité pour l'accès aux soins, qui peut être mis en péril par l'absence de maîtrise. Mais ne traitons pas toutes les dépenses de la même façon. Si je me bats toujours pour que tout le monde puisse bénéficier des examens ou dépistages utiles, je ne comprends pas pourquoi nous remboursons des examens superflus en termes de résultat sanitaire…

Qui aura le courage d'ouvrir ce débat, d'expliquer que le déremboursement d'un médicament au service médical faible n'a pas la même conséquence que l'absence de prise en charge de dépenses indispensables à certains handicapés ? Chacun doit être persuadé que, sous l'effet du progrès médical, des exigences de plus en plus grandes de la population qui en découlent, les dépenses de santé vont augmenter plus vite que le produit intérieur brut. C'est pour faire face à cette croissance inéluctable, pour réserver les deniers publics aux prises en charge indispensables qu'il faut une politique de maîtrise des dépenses, ce qui ne veut pas dire réduction. Cessons de croire que le progrès médical ou la prévention vont permettre de réduire les dépenses, comme on nous le dit parfois. C'est évidemment faux. Bien sûr, si une prévention plus efficace aide à éviter certaines pathologies, cela entraînera une économie pour cette pathologie... mais nous vivrons plus longtemps et souffrirons d'autres maux dont il faudra bien financer la prise en charge.

Finalement, notre niveau élevé de dépenses est paradoxalement un atout : contrairement à d'autres pays qui ont été moins dispendieux, il nous suffit de transférer des dépenses de secteurs où elles sont moins utiles vers ceux où il faut faire face à de nouveaux besoins. Mais cela suppose que l'on abandonne la maîtrise comptable pour un pilotage explicite de l'offre et que l'on fasse des choix.

Choisir plutôt que subir, organiser le débat en amont plutôt que gérer des réactions violentes, laisser les acteurs prendre leurs responsabilités plutôt que les encadrer sans cesse davantage par des lois aussi bavardes qu'inutiles ou par un interventionnisme contre-productif, bref redonner à l'État son vrai rôle, tel est l'enjeu d'une protection sociale rénovée... et enfin régulée.

8

Le bal du numérique

Au début des années 2000, on parlait de « nouvelles technologies de l'information et de la communication » – les fameuses NTIC. Aujourd'hui, on parle plus volontiers de « numérique » ou de « digital ». Il est difficile de s'y retrouver parmi ces diverses appellations, car les frontières traditionnelles ont explosé très rapidement. Hier, nous savions distinguer l'informatique et l'audiovisuel, les multimédias et Internet ; aujourd'hui, tout se confond. Le vocable « numérique » renvoie tout simplement à l'innovation technique fondamentale que représente la numérisation des signaux codés comme une suite de nombres.

Présent dans tous les domaines, le numérique prend des formes inattendues et surprenantes, élargissant tous les jours le champ des possibles. C'est le cas par exemple de la robotique dans les salles d'opération ; elle permet de réaliser des interventions délicates avec précision et sécurité. C'est aussi le cas du développement de la simulation, avec l'utilisation de mannequins bardés de capteurs, si utiles pour la formation des étudiants en médecine ; des exosquelettes qui permettent à des paraplégiques de remarcher, des robots compagnons pour les enfants autistes ou pour permettre aux personnes âgées de rester plus longtemps autonomes.

C'est aussi l'impression 3D. Nous avons évoqué la première prothèse de la main, fabriquée à l'aide d'une imprimante 3D pour 50 euros. Nous avons aujourd'hui la possibilité de fabriquer des médicaments de la même façon. La Food and Drug Administration a autorisé début 2016 la commercialisation du premier médicament fabriqué par une imprimante 3D. Cette première application, qui est à la frontière du numérique et des technologies de production, va permettre par la superposition de couches fines des différents ingrédients de disposer d'un dosage encore plus précis, de faciliter l'ingurgitation, progrès important pour certains malades, comme les épileptiques.

Nous découvrons tous les jours de nouvelles applications, de nouvelles possibilités offertes par le développement du numérique. Mais l'essentiel n'est pas dans la fascination devant ces nouveaux objets et usages : il est dans l'étonnant pouvoir de transformation de nos organisations, dans les changements de paradigme qu'il provoque. Il s'agit bien d'une autre manière de voir le monde, une façon de sortir notre pensée des routes confortables auxquelles nous sommes habitués pour nous lancer dans la découverte de contrées nouvelles et inexplorées.

Comment ne pas comprendre que nous avons là une chance extraordinaire pour sortir de modes de pensée ou d'organisation qui n'ont pas ou peu évolué depuis des décennies, malgré les progrès médicaux enregistrés ? C'est bien sûr une prodigieuse révolution technologique, probablement comparable à l'invention de l'imprimerie, mais qui se répand en quelques années, au lieu de quelques siècles. Mais c'est surtout l'occasion d'innovations organisationnelles que nous ne soupçonnons pas.

Derrière la révolution technologique, la face cachée de l'innovation se dissimule à nos regards : c'est l'appropriation et la transformation de l'outil par l'usage qui en est fait, usage souvent inattendu, qui modifient la place des acteurs, bouleversent les hiérarchies, dessinent une nouvelle organisation. Il n'est bien sûr pas possible de dessiner ni même d'esquisser à grands traits ce que sera le monde de demain, mais il s'agit de comprendre ce qu'il faut faire, et surtout ce qu'il ne faut pas faire, pour ne pas freiner progrès et innovations.

L'enjeu de la révolution numérique est sous-estimé et ne bénéficie pas d'un portage suffisant de la part des pouvoirs publics. Ce n'est pas étonnant : les institutions ont rarement la souplesse et l'agilité nécessaires pour accompagner de telles révolutions, et, si on ajoute à cela la difficulté pour faire de la santé un sujet de débat prospectif ainsi que la place limitée accordée à la science dans notre société, tous les ingrédients sont réunis pour que nous oubliions d'anticiper. Tant pis pour celles et ceux qui n'auront pas pu monter à bord du train du changement : il n'attendra pas en gare.

Mais il serait néanmoins dommage que l'investissement financier et surtout intellectuel ne suive pas, en matière de formation, de réseaux, de normes, pour permettre l'éclosion d'un nouveau monde. Je ne crois pas que nous ayons compris à quel point nos repères vont changer, la rapidité avec laquelle vont disparaître les cloisonnements entre institutions, métiers, organisations, la vitesse d'apparition de nouveaux services, de nouveaux pouvoirs.

La « révolution numérique » – j'assume pour ma part cette expression récusée par beaucoup – est une opportunité pour combattre les conservatismes, les cloisonnements, les pesanteurs diverses qui caractérisent le monde de la santé et celui de la protection sociale. Prenons quelques exemples pour mieux voir comment les nouvelles possibilités technologiques vont emporter les obstacles comme une vague de fond fait sauter les digues.

L'exemple de la télémédecine, innovation finalement peu spectaculaire, qui semble pouvoir s'intégrer facilement dans les organisations actuelles, peut aider à mieux percevoir ces bouleversements. La télémédecine, au-delà des aspects techniques liés à la qualité des images et des retransmissions, rend possible une sorte d'auscultation à distance, avec des effets parfois inattendus. C'est ainsi qu'au Sénégal des consultations de télémédecine ont bien sûr permis de soigner des populations isolées, mais aussi à des femmes qui refusaient d'être auscultées par un homme d'accepter de se faire soigner par écran interposé en présence d'une sage-femme par exemple pour le suivi d'une grossesse.

Le développement de la télémédecine aura des conséquences importantes dans l'Hexagone : il va mettre fin au cloisonnement entre ville et hôpital, remettre en cause le paiement à l'acte, permettre un nouveau partage de l'expertise entre spécialistes et généralistes, susciter une nouvelle conception de la formation et de l'acquisition des compétences.

Qui avait perçu l'importance, pour le généraliste, du dialogue direct avec un spécialiste avec lequel il entretenait auparavant des relations beaucoup plus lointaines ? Qui avait compris à quel point ce type de consultation est plus humain, plus respectueux du patient ? Il suffit de prendre le temps d'aller discuter avec des praticiens qui en ont l'expérience. On leur reproche parfois d'être trop militants. C'est souvent vrai, car ils sont engagés dans un mouvement enthousiasmant. Ce simple exemple permet de prendre conscience des nombreuses et inévitables remises en cause qui vont accompagner les changements qui s'annoncent, même pour les actes les plus simples.

Pour l'instant, personne ne s'attaque vraiment aux questions de fond – celles d'un modèle économique pérenne, des besoins de formation, des responsabilités juridiques –, préférant les solutions provisoires, dérogatoires, qui permettent de gagner du temps... ou plutôt d'en perdre ! La pièce trop longtemps jouée par des acteurs connaissant parfaitement leurs répliques mais n'écoutant plus les autres est terminée. Il faut apprendre à travailler différemment, ensemble et non plus les uns à côté des autres.

« IL FAUT APPRENDRE À TRAVAILLER DIFFÉREMMENT, ENSEMBLE ET NON PLUS LES UNS À CÔTÉ DES AUTRES.

Les questions que l'on me pose parfois dans des colloques sur le numérique montrent combien il est difficile de sortir de nos schémas habituels. Se demander si les mutuelles vont prendre en charge le coût des applications ou des objets connectés n'a évidemment aucun sens. On reste sur la vision de mutuelles qui ne sauraient rembourser que des dépenses, en l'occurrence souvent négligeables, alors que les enjeux sont ailleurs : comment le patient va-t-il gérer les informations à sa disposition ? À quel moment devra-t-il voir un médecin ? Comment ces objets s'insèrent-ils dans la construction d'un parcours ? Quel nouveau rôle pour le médecin ? Prescrira-t-il l'utilisation d'applications ? Sur quels critères ?... Voilà les interrogations qui sont devant nous.

Une nouvelle pièce, de nouveaux rôles

Le numérique va nous obliger à répondre aux questions que l'on fuyait, celles de la pertinence des actes, de l'organisation, des parcours de soins, etc. Nous avons beaucoup évoqué le rôle de l'État, sa propension à préférer un interventionnisme souvent tatillon à son rôle d'État stratège, d'État régulateur. Avec le numérique, il n'aura plus le choix ; sinon le risque est, pour rassurer face aux peurs que suscite la nouveauté, d'en faire trop et de brimer l'innovation et la créativité.

Notre environnement juridique, fiscal, a été bâti pour un autre monde. La première responsabilité de l'État est d'adapter le cadre juridique, économique aux enjeux du numérique. Le danger est de vouloir trop encadrer, trop réglementer, comme le législateur l'a fait en 2004 lorsqu'il a confié à la HAS la mission de certification des sites Internet santé. Cette volonté du législateur partait d'une bonne intention mais traduisait une méconnaissance totale des usages de la Toile : difficulté pour appliquer des dispositions nationales à des outils qui ignorent les frontières géographiques ; évolution vers le Web 2.0 qui fait d'Internet davantage un lieu d'échanges, un espace collaboratif que le support d'une information descendante ; impossibilité de « contrôler » des blogs qui par nature véhiculent autant des opinions que des informations scientifiquement validées.

L'État doit résister à la tentation de reproduire en les adaptant à la marge les méthodes anciennes. Cela est difficile parce qu'il existe des outils, des organisations, des statuts qui ne peuvent évoluer du jour au lendemain. Mais il faut absolument que l'État évite le piège d'une réponse trop interventionniste qui serait justifiée par les peurs que suscitent les nouvelles technologies.

Si l'on veut profiter pleinement des apports du numérique, il ne faut pas que les capacités d'innovation soient contraintes par des règles inspirées d'une organisation révolue qui ne conduiront qu'à décourager les initiatives. Les pouvoirs publics doivent résister à la tentation d'amplifier les peurs que suscitent ces nouvelles technologies : peur de l'inconnu face à des innovations que l'on maîtrise mal, peur de l'utilisation de données personnelles à des fins commerciales, que sais-je encore ? L'irruption du numérique doit conduire à repenser le rôle de l'État, faute de quoi nous retomberons dans les travers anciens.

« LES POUVOIRS PUBLICS DOIVENT RÉSISTER À LA TENTATION D'AMPLIFIER LES PEURS QUE SUSCITENT CES NOUVELLES TECHNOLOGIES.

Regardons ce qui s'est passé avec le DMP, tour à tour « dossier médical partagé » et « dossier médical personnel », mais sous un nom ou un autre toujours en échec. Le dossier médical a sans cesse été regardé sous un angle institutionnel, jamais à travers ses usages. Les conflits ont été nombreux pour savoir s'il devait être ou non la propriété du patient, d'où les changements d'appellation ; il est devenu un enjeu de pouvoir avant d'être un outil d'amélioration de la prise en charge. Les débats ont été interminables pour savoir qui devait l'alimenter, quelles en seraient les conséquences en matière de responsabilités, si l'exhaustivité devait être la règle, si un masquage était possible, si on devait « masquer le masquage » ou indiquer qu'une information avait été retirée sans dire laquelle... Bref, des sujets sûrement passionnants mais qui ont toujours évité l'essentiel : à quoi pouvait servir un dossier médical ?

En outre, les évolutions extrêmement rapides des capacités de stockage dans un premier temps puis les possibilités d'aller chercher des informations sur des bases de données diverses ont entretenu le mirage d'un dossier exhaustif, mis à jour en temps réel, qui serait l'alpha et l'oméga de l'organisation de la prise en charge. Cela a été renforcé par la tentation pour les pouvoirs publics de tout définir à l'avance au lieu de se contenter de veiller à ce que l'environnement soit propice aux initiatives des acteurs. Leur souci premier aurait dû être de favoriser l'interopérabilité, de prendre garde à la stabilité des règles en évitant de les multiplier, pour permettre investissement et développement industriel.

Nous retrouvons ici encore les questions posées tout au long de ce livre : le rôle de l'État, la confiance dans les acteurs, les conditions de la création de cette valeur d'usage. Heureusement, de nouvelles formes de collaboration entre acteurs sont inventées, tels les *living labs*. Il s'agit tout simplement, généralement dans les domaines proches des technologies de l'information, de tester dans la vie réelle des services, outils, usages nouveaux. On parle aussi d'« innovation ouverte », parce que ces *living labs* réunissent des industriels, des acteurs publics, des usagers, des associations pour permettre le déploiement de l'innovation.

Pour concevoir un dossier médical, de telles démarches participatives auraient probablement aidé à identifier les besoins des médecins, des patients, voire des institutions, et à éclairer les industriels sur les perspectives de développement. C'est autre chose que de construire un dossier utile pour une intervention en urgence auprès d'un malade que l'on n'a jamais vu, ce qui nécessite que l'on connaisse par exemple d'éventuelles allergies, ou un dossier qui évite les examens redondants. Est-il indispensable de tout savoir d'un individu ? La connaissance d'un épisode dépressif survenu vingt ans auparavant est-elle nécessaire pour soigner une entorse ? N'est-ce pas au malade et à lui seul de décider s'il veut en parler au médecin qu'il a en face de lui ?

Avec le recul, nous comprenons maintenant qu'il aurait été indispensable de passer suffisamment de temps pour déterminer les objectifs du dossier médical au lieu d'en faire un outil magique qui a fait peur à tout le monde – intrusif aux yeux des patients, porteur de responsabilités nouvelles pour le médecin –, voire a été vécu comme un outil de contrôle des pratiques. Chercher à améliorer la coopération entre professionnels et vouloir doter le patient d'un dossier médical, qui est sa propriété au même titre que sa santé et qu'il utilise dans son parcours de soins au gré de ses rencontres avec les professionnels de santé, sont deux choses différentes. Le choix stratégique n'a jamais été suffisamment débattu pour pouvoir s'imposer dans la durée et permettre le développement d'une politique de déploiement industriel avec des acteurs privés prêts à investir.

Aujourd'hui, beaucoup de spécialistes du système de santé considèrent que la coordination entre les professionnels, leur capacité à travailler ensemble autour du patient sont les premiers enjeux. C'est donc une approche globale des systèmes d'information qui est nécessaire, approche qui intègre toutes les dimensions des pratiques professionnelles, tous les outils des métiers, des outils de paiement – dont il a beaucoup été question lors des débats autour du tiers payant – aux outils de dialogue entre professionnels, en passant par un dossier médical utile dans la pratique quotidienne.

Le seul exemple de dossier médical couronné de succès est le dossier pharmaceutique, parce que ses objectifs étaient à la fois limités et précis, et parce que la réalisation de ce projet a été assurée par les pharmaciens eux-mêmes. C'est en effet l'Ordre national des pharmaciens qui a été le maître d'œuvre de son déploiement, l'objectif étant de lutter contre l'iatrogénie, notamment due aux interactions médicamenteuses.

L'idée est simple : recenser tous les médicaments délivrés au cours des quatre derniers mois, qu'il s'agisse de médicaments prescrits ou délivrés sans prescription par le pharmacien. Depuis, d'autres fonctionnalités ont été ajoutées : la possibilité d'accéder au dossier pharmaceutique pour les pharmaciens hospitaliers et l'information sur la délivrance de vaccin conservée vingt et un ans, ce qui va en faire un outil pragmatique du suivi vaccinal. Chacun comprend aisément que ces évolutions sont le produit de l'usage et nécessitent souplesse et adaptation constante de l'outil.

Ce n'est plus à l'État d'imposer un schéma rigide aux acteurs : son rôle est d'organiser le débat pour un partage des objectifs et de réunir les conditions de leur réalisation. Les usages se dessineront au fil du temps, et c'est sur ceux-ci que doivent s'appuyer les modèles économiques plutôt que de s'imposer *a priori*.

Ce simple exemple démontre aisément que, dans une période de profonde mutation, d'accélération du progrès technologique, la conception du rôle de régulation de l'État doit changer. L'adaptation doit être rapide ; la décision ne peut plus être centralisée, uniforme. Il ne s'agit pas d'un désengagement de l'État mais d'une transformation radicale de ses modes d'intervention qui suppose beaucoup plus d'humilité vis-à-vis des acteurs, mais aussi beaucoup plus de fermeté sur le respect des objectifs, un investissement dans le développement des outils d'évaluation et de mesure des résultats.

Une réflexion sur le partage des compétences entre échelons national et territorial est indispensable, de même que l'acquisition de compétences nouvelles pour les services publics, qui doivent davantage s'ouvrir à de nouveaux profils. Ces changements constituent déjà un défi considérable, mais la révolution numérique porte bien d'autres transformations.

Des changements décisifs pour l'exercice libéral

Beaucoup d'autres frontières vont bouger, notamment celle qui sépare exercice individuel et exercice collectif. J'entends parfois certains médecins encore attachés à l'exercice individuel – heureusement rarement les jeunes – penser que la pratique isolée sera facilitée par les outils communicants, par l'accès aux données... C'est une erreur d'analyse, car ce qui nous attend, c'est le renforcement des organisations pluridisciplinaires : une meilleure utilisation des compétences par une plus grande spécialisation, qui va imposer le travail en équipe et l'irruption de nouveaux métiers. Le professionnel de santé exerçant seul et passant beaucoup de temps à des tâches qui ne correspondent pas à son niveau de compétence n'existera plus demain, et tant mieux. Une meilleure utilisation des compétences des professionnels de santé est à la fois nécessaire pour valoriser leurs métiers, garantir une meilleure prise en charge des patients et éviter le gâchis d'une formation sous-utilisée.

Les modes d'allocation de ressources ne résisteront pas non plus à la révolution digitale. Comment partager la rémunération d'une téléconsultation ? Si nous avons tant de difficultés à aller au-delà des financements expérimentaux pour ce type de pratique, c'est parce que nous ne voulons pas affronter la question du paiement à l'acte. Avant chaque négociation conventionnelle, tous les regards sont focalisés sur la valeur de l'acte, alors que chacun, du moins en privé, s'accorde à reconnaître qu'il ne peut plus être le socle de la rémunération des médecins. D'ailleurs, dans les faits, au moins pour les généralistes, la part de la rémunération à l'acte diminue rapidement, puisque l'ensemble des rémunérations forfaitaires ou à la performance représente aujourd'hui plus de 10 % de leurs revenus.

Les prochaines négociations conventionnelles devraient être consacrées à élaborer avec les professionnels un modèle qui, tout en garantissant leur indépendance médicale, permettrait de mieux valoriser les pratiques de qualité, la coordination entre professionnels, les activités cliniques, et dessinerait une véritable politique des revenus.

Personne n'est capable d'imaginer de quels services, de quels conseils auront besoin les patients demain. Ce qui est sûr, c'est qu'ils ne prendront pas la forme unique d'une consultation physique auprès d'un médecin, rémunérée uniformément quel que soit son contenu. Interpréter des données recueillies par des objets connectés, par des applications sur nos outils nomades, organiser l'orientation dans un système de plus en plus complexe et spécialisé sont des fonctions pour lesquelles le modèle économique est à inventer.

Si l'on veut maintenir un financement solidaire et socialisé, rien ne serait pire que de ne pas anticiper ces évolutions. S'il en était ainsi, le risque de voir le financement collectif réduit aux pratiques anciennes et le financement de l'innovation laissé à la charge des patients serait important. Les nouveaux modes d'allocation de ressources ne doivent pas être figés : ils doivent prendre la forme d'enveloppes confiées aux professionnels eux-mêmes, aux financeurs, sur la base de contrats d'objectifs et adaptés aux organisations mises en place. Le paiement à l'acte a vécu, les négociations conventionnelles nationales aussi.

On ne pourra pas continuer longtemps à financer des consultations de télémédecine sur des fonds dédiés relevant des ARS ou par les promoteurs eux-mêmes, au lieu de fonctionner selon les règles habituelles. Il faut que ces dépenses soient payées comme les autres par la Sécurité sociale si l'on veut qu'elles se développent.

Beaucoup le pensent, peu le disent : la révolution numérique va obliger à réinventer un nouveau modèle de médecine libérale. La médecine libérale ne pourra rester attachée à des symboles tel le paiement à l'acte. Malheureusement, lorsque des économistes de la santé parlent, comme Brigitte Dormont au cours de l'été 2015 à propos des nouveaux outils de paiement et du tiers payant, de la « mort annoncée de la médecine libérale », signifiant ainsi la nécessité d'inventer une autre organisation adaptée aux réalités d'aujourd'hui, cela suscite des réactions disproportionnées allant jusqu'à un dépôt de plainte par un syndicat médical.

> « **LA RÉVOLUTION NUMÉRIQUE VA OBLIGER À RÉINVENTER UN NOUVEAU MODÈLE DE MÉDECINE LIBÉRALE.**

Cet épisode ne relève pas de l'anecdote : il est révélateur des rigidités de l'organisation actuelle et des blocages des acteurs. On ne peut continuer à se réclamer de principes vieux de 90 ans pour défendre un modèle qui n'a plus de sens. S'accrocher au paiement à l'acte pour tenter de faire survivre la notion de liberté d'honoraires serait simplement dérisoire si cela ne portait en germe de nouvelles difficultés d'accès aux soins. Au moment où les progrès technologiques, et notamment du numérique, ouvrent la voie à une nouvelle organisation de la politique de santé, comment ne pas comprendre qu'il faut aussi revoir l'organisation, les métiers, les financements, au lieu de s'accrocher aux derniers symboles d'un monde heureusement disparu ?

C'est dans un nouveau cadre, valorisant la qualité, permettant une autonomie réelle dans les modes d'exercice et les pratiques des professionnels – parce qu'ils seront évalués sur les résultats –, que se dessinera la médecine de demain. Heureusement, les visions passéistes ne résisteront pas à la réalité des évolutions en cours ; les médecins eux-mêmes rejettent de plus en plus l'exercice libéral traditionnel, boudé par les jeunes qui s'installent. Ils n'accepteront plus demain que les conservatismes empêchent le développement d'organisations plus adaptées à leurs attentes.

Les *big data*

La révolution numérique, c'est l'arrivée des *big data*, avec son cortège de craintes, de fantasmes et d'espoirs. Les *big data*, c'est l'accumulation de milliards de milliards d'informations numérisées de toutes sortes et de toutes origines, provenant bien sûr des « Gafa » (l'acronyme qui désigne quatre entreprises high-tech qui dominent le monde, Google, Apple, Facebook et Amazon), mais aussi des objets connectés ou des données publiques, comme, pour la France, les données de l'assurance maladie. Ce sont de nouveaux ordres de grandeur que nous ne connaissions pas qui régissent le recueil ou plutôt la capture de ces données, leur stockage, leur partage, leur exploitation.

Dans la santé, les enjeux sont considérables, par exemple en métagénomique, pour comprendre le fonctionnement du cerveau ou encore bien sûr en épidémiologie. Il est toujours difficile lorsqu'on est face à une « innovation rupture » – c'est-à-dire qui modifie profondément les habitudes, le rôle des uns et des autres, les repères, la manière de penser et de concevoir des solutions – de se projeter dans l'avenir et de mesurer tout ce que ces données vont nous apporter comme connaissances nouvelles, comme avancées dans la recherche ou dans les méthodes d'évaluation.

L'évaluation de l'innovation en santé est un beau sujet, parce qu'elle illustre les tensions inévitables qui existent entre le besoin de recul avant de généraliser une nouvelle technique ou de lancer sur le marché une molécule jusque-là inconnue et l'envie d'aller vite pour mettre le produit du progrès à la disposition des patients. Disposer de nombreuses données, pouvoir les croiser, les comparer, les confronter, ces possibilités ont déjà bouleversé la recherche et vont transformer la surveillance épidémiologique, la sécurité sanitaire.

Nous avons décrit dans un précédent chapitre la manière, perfectible, dont les médicaments sont évalués. On réalise des essais cliniques, de préférence randomisés, qui permettent de mesurer, dans des conditions qui ne peuvent être celles de la vie réelle, le bénéfice thérapeutique de tel ou tel produit, de tel ou tel acte, etc. Demain, la mise à disposition instantanée de données et leur traitement rapide vont permettre d'améliorer considérablement l'observation des effets d'un nouveau médicament.

L'intérêt de ces nouveaux outils de vigilance, de surveillance, est de permettre de déplacer une partie de l'évaluation de l'amont vers l'aval. Mettre plus rapidement le progrès à la disposition des malades est le vœu de tous, mais personne n'est prêt à accepter le risque lié à une mise à disposition trop rapide, sans recul suffisant pour en maîtriser toutes les conséquences. Le développement d'une pharmacovigilance plus réactive, plus efficace, mieux ciblée peut permettre une mise sur le marché plus précoce de nouveaux médicaments par exemple, d'autant qu'une partie des risques sanitaires ne provient pas du produit lui-même mais des conditions de son utilisation et ne peut donc être décelée qu'une fois le médicament commercialisé. Ce n'est qu'un exemple des révisions que vont permettre ces *big data* ; il en existe beaucoup d'autres.

Souvenons-nous des dispositifs de surveillance de la grippe conçus il y a quelques années. Le plus important d'entre eux, le réseau Sentinelle, qui résulte d'une coopération entre médecins généralistes, pédiatres et chercheurs, a plusieurs fonctions : la détection et la prévision des épidémies, l'estimation de l'efficacité des vaccins contre la grippe et bien sûr la réalisation d'études épidémiologiques. Un autre réseau, les Groupes régionaux d'observation de la grippe (Grog), avait des ambitions proches.

Le réseau des Grog n'existe plus depuis 2014. Pourquoi ? Tout simplement parce que l'activité de détection des réseaux est aujourd'hui concurrencée par la simple exploitation, en temps réel, des mots-clés utilisés sur les moteurs de recherche, qui permet de détecter beaucoup plus vite une flambée épidémique, de la localiser. Les dispositifs de surveillance mis en place par les pouvoirs publics, outils souvent lourds et peu réactifs, vont être peu à peu remplacés par une analyse de l'utilisation des moteurs de recherche, l'exploitation de données émanant des objets connectés ou de toute autre source.

Bien sûr, cette évolution pose de nombreuses questions sur la propriété de ces données, sur l'accès, sur la protection des informations personnelles, sur le nouveau rôle de l'État, mais comment nier qu'elle apporte des possibilités nouvelles et positives ?

Les dangers existent et sont souvent soulignés. Le risque le plus fréquemment cité est celui de l'insuffisante protection des données personnelles. Il est réel et doit être pris au sérieux, mais des solutions existent. Le second risque, moins souligné, est le déplacement de notre attention vers les seuls domaines pour lesquels nous disposons de données : seul ce qui est mesurable existe, et certains craignent que des notions complexes ne soient réduites à un indicateur – la nutrition au nombre de calories, l'exercice physique au nombre de pas… Ce risque existe, mais il ne doit pas être exagéré, notamment parce que le champ de ce qui est mesurable augmente considérablement. Il faut bien sûr veiller à ce que la photo fournie par les *big data* ne supplante pas la réalité, plus riche et complexe.

Le nombre d'objets connectés liés à la santé est de 5 milliards dans le monde aujourd'hui ; il sera de 25 à 100 milliards en 2020. Cela explique notamment la croissance des données de santé disponibles. Thierry Zylberberg, directeur d'Orange Healthcare, récemment disparu, parlait de « croissance exponentielle organique » et estimait que les données de santé seront 50 fois plus nombreuses en 2050 qu'aujourd'hui. Pour le dire autrement, nous ne disposons aujourd'hui que de 2 % de ce dont nous disposerons en 2050 ! Mais que va-t-on en faire, comment se repérer dans cette masse d'informations ?

Il faut cesser de penser avec nos schémas anciens, de catégoriser les données, de vouloir les ordonner, les classer : la richesse est désormais dans la diversité et la multitude. Nous n'avons plus besoin de standardiser les données, de les normer pour faciliter leur traitement. De nouvelles techniques, qui font appel à des réseaux de neurones artificiels, sont à notre disposition depuis quelques années.

Le *deep learning* en est une illustration. C'est un procédé qui permet, par exemple grâce au traitement de signaux sonores ou visuels, la reconnaissance vocale ou faciale. Il est aussi utilisé pour la reconnaissance automatique de tumeurs en imagerie médicale. La mise à disposition de milliards de données, c'est la transformation complète de l'activité médicale. Adapter des traitements en temps réel à partir de modifications de paramètres biologiques, aider au diagnostic par des arbres de décision personnalisés avec les données du patient sont les réalités de demain. Contrairement à ce que les Cassandre annoncent, ce ne sera pas au détriment de l'humain : ces outils ne remplaceront jamais l'homme, ils libèrent de tâches qui seront mieux faites par la machine, dégagent simplement du temps, lequel pourra être consacré au patient, à son écoute, à la prise en compte de ses spécificités.

Pour autant, ces potentialités nous font entrer dans un monde nouveau qui bouleverse notre manière de chercher. Pour reprendre l'exemple de la pharmacovigilance, au lieu de rechercher si tel risque supposé se réalise, on pourra analyser d'innombrables données, et à partir de signaux très faibles, portant sur un petit nombre de patients, mettre en évidence un problème qui n'aurait jamais pu être détecté auparavant. Il faudra évidemment savoir quelle attitude adopter face à ce type d'information – résister à un réflexe de précaution excessif qui conduirait à surréagir au moindre incident, mais aussi savoir retirer du marché rapidement un médicament dont le rapport bénéfice/risque s'inverserait !

> « IL NOUS FAUT APPRENDRE À VIVRE DANS UN MONDE DE PROGRÈS RAPIDE ET FAIRE PREUVE DE CAPACITÉS D'ADAPTATION.

Les questions qui se posent à nous sont nombreuses, et les réponses ne peuvent être définitives. Il faut donc inventer une gouvernance plus souple, moins centralisée, qui se préoccupe de l'essentiel et laisse des marges de manœuvre et d'adaptation. Nous n'avons pas besoin d'une Haute Autorité du numérique, mais d'une mise en débat de l'évaluation des usages, d'une confrontation entre les avancées permises par les progrès technologiques et les risques d'atteinte aux libertés individuelles.

On ne pourra administrer le numérique comme on administrait un monde stable. Il nous faut apprendre à vivre dans un monde de progrès rapide et faire preuve de capacités d'adaptation.

Inventer une nouvelle forme de citoyenneté

Les possibilités accrues de mesure des résultats et donc d'une meilleure évaluation des politiques publiques, mais aussi de la valeur ajoutée des acteurs, vont accélérer le passage de l'égalité de droit à laquelle nous sommes si attachés à une égalité réelle, une égalité de fait. Les plus optimistes soulignent qu'aujourd'hui ce sont les entreprises du numérique elles-mêmes qui s'engagent pour contribuer à l'émergence d'institutions mieux adaptées à l'économie numérique.

La revendication d'un État moins présent n'est pas l'expression d'un néolibéralisme renaissant. Elle traduit la prise de conscience par les acteurs eux-mêmes qu'ils doivent être les artisans de la construction d'une nouvelle régulation, qu'ils sont en même temps pouvoir et contre-pouvoir. Les craintes devant l'importance des mutations nourrissent de nombreux fantasmes ; il ne faut pas qu'elles se transforment en frein à l'innovation.

Ne voir dans l'*open data* que le risque d'appropriation des données à des fins mercantiles est une erreur : il offre d'abord la possibilité de mettre une ressource à la disposition de tous pour en faire le carburant de l'innovation. La valeur ajoutée ne naît plus de la rétention d'information, comme dans une économie de rente. Le rôle de l'État est bien sûr d'ouvrir l'accès aux données, mais il doit aller au-delà, veiller à leur mise à jour, à la facilité d'en disposer pour dynamiser la création de services que les pouvoirs publics sont incapables de concevoir eux-mêmes.

La santé connectée, trop omniprésente ?

Des craintes ? Prenons le temps de regarder derrière nous. Nombreuses sont les peurs, les catastrophes annoncées ces dernières années qui se sont effacées devant les bénéfices du progrès. Regardons ce que nous apportent déjà des outils que nous n'imaginions pas il y a vingt ans. Mesurons les possibilités d'accès à la connaissance, déjà bien réelles, offertes à chacun par l'entrée de trois mots-clés dans un moteur de recherche. Regardons à quelle vitesse se mettent en place les contre-pouvoirs. La régulation n'est plus l'apanage des seuls pouvoirs publics : c'est notre mission à tous.

Je me souviens souvent des propos du Dr Dominique Dupagne, un des leaders de la santé 2.0, qui en parlant de la HAS me faisait remarquer que la Haute Autorité de la santé était créée... au moment où elle devenait inutile comme outil de régulation ! Le propos est sûrement excessif, mais il doit faire réfléchir. Alors que l'accumulation des lois et règlements est telle que beaucoup restent lettre morte – ce qui ne serait pas grave si la crédibilité des institutions n'en était pas altérée –, ne faut-il pas saisir tous les moyens d'alléger la production législative, fruit de cet interventionnisme excessif de l'État ?

Aujourd'hui, la complexité de la tarification hospitalière est telle que de nouveaux métiers ont été inventés dans les hôpitaux pour optimiser la codification et donc les ressources des établissements. La loi, loin de redonner des marges de manœuvre aux acteurs, crée une activité artificielle pour en déjouer les subtilités, la complexité.

La simplification doit être le premier objectif de la réforme de l'État : simplifier pour rendre les textes applicables et compréhensibles, au lieu d'écrire sans cesse de nouvelles lois et d'actualiser les anciennes, trop vite obsolètes à cause de leur degré de détail. La révolution numérique va permettre de briser ce cercle vicieux, et surtout remettre les acteurs en situation de responsabilité. On ne peut rester dans un schéma qui entrave les initiatives... ce qui permet à l'État de regretter le manque d'engagement des acteurs, et à ces derniers de dénoncer l'absence de marges de manœuvre pour justifier leur inertie.

Nous avons trop déploré cet immobilisme autoentretenu pour ne pas nous réjouir de l'arrivée d'outils qui vont redistribuer les cartes. Le numérique vole au secours de l'introuvable réforme. Nous avons laissé se creuser l'écart entre les possibilités thérapeutiques et une organisation qui n'est plus adaptée pour permettre de bénéficier des avancées de la science. Notre système est étrangement semblable à celui que nous connaissions il y a un demi-siècle. Le monde de la santé avait fait sienne la maxime « Pour vivre heureux, vivons cachés ».

Qu'on le veuille ou non, le numérique va bouleverser nos habitudes. La question ne se posera plus de savoir si telle ou telle donnée doit être diffusée : la transparence va devenir la règle. Cela va déranger, cela va entraîner quelques inconvénients mais surtout beaucoup d'avantages. Chacun va devoir sortir de sa réserve, expliquer les raisons de ses choix, ce qui entraînera une amélioration des processus de décision, décisions dont il faudra être en mesure de rendre compte. Être responsable de ses décisions, c'est aussi être capable d'expliquer pourquoi elles ont été prises. Imposer une décision au nom d'une légitimité institutionnelle sera de moins en moins accepté.

L'autorité demain sera acquise à qui saura être transparent sur la manière dont sont prises les décisions ; c'est moins l'erreur qui sera sanctionnée que l'opacité. Le numérique va accélérer cette évolution. Il faut s'en réjouir.

9

La démocratie et la santé

Parler de « démocratie sanitaire » est toujours délicat, tant l'expression est confuse, incertaine. Commençons par les États généraux de la santé qui se sont déroulés en 1999 – un événement unique, incroyable, une démarche à laquelle personne ne croyait au départ.

C'est Bernard Kouchner qui a eu l'idée des États généraux. Les premiers contacts que j'ai eus avec lui sur ce sujet datent de février 1998. À l'époque, j'étais membre du Haut Comité de santé publique ; je présidais aussi la commission Santé prévention à la Cnam, parallèlement à mes responsabilités à la Mutualité. Je connaissais Bernard Kouchner depuis quelques années, mais je n'étais pas un intime et n'avais jamais travaillé directement avec lui. Un jour, il m'appelle en me disant : « Je vais organiser des États généraux de la santé, et je voudrais que tu en assures le pilotage avec Gilles Brücker. » Je n'avais jamais rencontré Gilles Brücker, infectiologue renommé, ancien président de Médecins du monde.

Il était audacieux de la part de Bernard Kouchner de confier la réalisation d'un tel projet à deux personnes sans préciser davantage leurs rôles respectifs, sans hiérarchie entre eux... Malgré – ou grâce à – des profils très différents, cela marchera très bien. Hasard ou choix judicieux de Bernard Kouchner, chacun a trouvé sa place, nous sommes devenus amis.

Les choses ont été extrêmement vite : les premiers contacts ont eu lieu début 1998, puis Bernard Kouchner a présenté le projet des États généraux de la santé en Conseil des ministres le 13 mai, et le 7 juillet, moins de deux mois après, le comité de pilotage national des États généraux était installé. Quinze thématiques sont choisies pendant l'été ; l'objectif est précisé.

Les États généraux doivent être le lieu d'une prise de parole, sinon de pouvoir, des personnes malades. Un autre regard doit être porté sur le système de santé, mais pas n'importe lequel : le regard de ceux pour qui il est fait. C'était clair. Cela ne devait pas conduire à écarter les autres acteurs, mais le dialogue devait s'engager autour des témoignages de la population, des patients. Le message de Bernard Kouchner était sans ambiguïté : il faut écouter, il faut entendre ce que pensent les Français sur la santé, on ne les a jamais laissés s'exprimer vraiment. L'intuition était juste.

Nous décidons donc d'organiser des débats autour de 15 thèmes[1], des forums au cours desquels les citoyens vont exprimer leurs préoccupations mais aussi formuler

1. Le droit de vieillir, mieux naître en France, la prévention, les jeunes et l'éducation à la santé, les jeunes et les conduites à risque, les droits des usagers du système de santé, les maladies rares, la santé mentale, la qualité, l'accès aux soins, santé et cadre de vie, l'hôpital et la ville, le cancer, le progrès médical, la douleur et les soins palliatifs.

des recommandations. Le cahier des charges était simple : il fallait laisser la porte ouverte à toutes les initiatives ; il était simplement demandé à chaque région d'organiser au moins un forum citoyen sur un des thèmes retenus. Certains prédisaient un échec avant même le démarrage, l'espéraient peut-être. Ils ont vite été déçus.

De très nombreux échanges ont été organisés, à l'initiative d'associations, d'élus locaux, de mutuelles, et toutes les régions ont répondu présent. Dans un délai extrêmement court. En quoi consistaient les forums citoyens ? Il s'agissait de réunir des jurés sans *a priori*, naïfs mais concernés, pour formuler des recommandations, esquisser des orientations à partir des débats.

Ces jurys ont été recrutés selon des modalités diverses – appel à candidatures dans la presse régionale, tirage au sort – et dès le premier forum, le 10 décembre, nous avons compris que c'était la bonne méthode pour sortir des sentiers battus, entendre des paroles fortes habituellement tues, être secoués, dérangés. Lors de ce premier forum, j'avais accompagné Bernard Kouchner à Rennes. Nous arrivons, nous nous asseyons sagement dans la salle, et Bernard Kouchner prend la parole : « Je ne parlerai pas, je suis là pour vous écouter. » Et il s'est tu !

Les participants n'espéraient qu'une chose : pouvoir s'exprimer devant des décideurs et des responsables politiques. Ils n'attendaient pas forcément de réponses. Ce qu'ils voulaient, c'était être entendus. Très vite, après quelques propos introductifs – le thème retenu était « Bien vieillir » –, un membre du jury a pris le micro : « On vous remercie de nous faire confiance, on vous remercie du choix des thèmes, judicieux, on vous remercie d'avoir préparé des questions, on vous remercie de nous donner la possibilité d'y répondre... Mais ce n'est pas ce que nous attendions. Nous ne voulons pas répondre à vos questions, nous voulons pouvoir poser nous-mêmes les questions qui nous préoccupent. » Et à la surprise générale le questionnaire soigneusement préparé a été mis en pièces, de nouvelles préoccupations ont été exprimées, les priorités modifiées. Nous avons échangé un regard avec Bernard : nous avions compris que les États généraux allaient être un succès.

Sur chacun des quinze thèmes, nous avions réuni les experts les plus compétents du domaine, des notes de problématiques avaient été rédigées. Mais voilà, cela ne correspondait pas aux questions que se posaient les premiers intéressés. Cela a été le premier enseignement des États généraux : il était important de permettre à ceux qui n'en avaient pas souvent l'occasion d'apporter leurs réponses à des questions, mais plus encore de leur laisser poser les questions qui les préoccupaient. Ce décalage entre la vision des « sachants » et celle de la population était la meilleure démonstration de la nécessité de ces débats. Se profilaient déjà les conclusions des États généraux : plus d'information et plus d'écoute, une autre relation à la médecine.

La revendication des États généraux n'a jamais été une revendication quantitative : c'était de l'écoute, de la considération, de l'information, de la transversalité, du respect qui étaient réclamés, espérés. Personne n'avait mesuré l'ampleur de ce besoin ; c'est là l'explication du succès des États généraux et de l'importance de la loi sur les droits des personnes malades, la « loi Kouchner ». Une loi pour les malades : c'était la première des recommandations des États généraux.

Pendant six mois, nous avons été dépassés par l'éclosion spontanée de rassemblements de tous les types possibles.

Plus de 1 000 réunions se sont tenues ainsi – 700 sous forme de débats généraux et 300 sur des thèmes plus précis. La première réunion a été organisée à Niort en novembre 1998 (avant le premier Forum citoyen de Rennes) par les responsables de la Mutualité des Deux-Sèvres et Geneviève Gaillard, élue députée l'année précédente. J'avais bien sûr demandé aux responsables mutualistes de prendre des initiatives, de provoquer des réunions, et mes amis niortais avaient réagi les premiers et m'avaient appelé quinze jours avant la date prévue pour me dire : « Il va y avoir beaucoup de monde, il faut absolument que tu amènes le ministre. »

Je convaincs, facilement, Bernard Kouchner de venir. Nous arrivons à Niort vers 18 heures, à la nuit tombante, dans un gymnase perdu dans la périphérie niortaise... et nous découvrons 1 000 personnes entassées dans ce gymnase, trop petit ; 1 000 personnes, un soir de semaine, pour débattre de la santé, sans ordre du jour plus précis ! Nous devions repartir vers 21 heures. Nous sommes restés jusqu'à 23 heures. Nous avons vécu cinq heures de débats passionnés et passionnants. La quasi-totalité des participants est restée jusqu'à la fin, toutes les questions n'ont pu être posées ni tous les témoignages écoutés.

Bien sûr, certains ont voulu récupérer les États généraux, mettre en avant leurs revendications, mais ces démarches ont été stoppées par les participants, qui avaient compris que les États généraux étaient à eux et ne devaient pas leur échapper. Ils s'étaient approprié la démarche comme les malades du cancer l'avaient fait l'année précédente. C'est en cela que l'on peut parler d'« étape fondatrice » de la démocratie sanitaire. Les circonstances nous ont aidés. Nous étions une petite équipe autour de Bernard Kouchner et nous ne pouvions faire plus que de donner l'impulsion, cette absence de cadrage a finalement permis aux initiatives locales de s'épanouir.

Il y a eu des manifestations dans 180 villes. Je me souviens de réunions passionnantes dans des cinémas glacés mais bondés au cœur de l'hiver dans l'est de la France sur la fin de vie, la toxicomanie… Quels que soient les sujets, l'équilibre a le plus souvent été facilement trouvé entre deux écueils, une excessive socialisation de la médecine et la médicalisation du social. Je me souviens d'un débat sur la toxicomanie à Marseille dont la conclusion était nette : il faut séparer la prise en charge de la toxicomanie et la prise en charge des soins aux toxicomanes. « Quand je vais voir le médecin parce que j'ai des problèmes d'infection, je vais me faire soigner pour ça, je ne vais pas me faire soigner pour ma toxicomanie », nous a-t-on dit… Donc il s'agissait de remettre à chaque fois la médecine à sa place, de séparer les moments et de comprendre que le patient n'a pas envie d'être étiqueté, qu'il veut être soigné comme les autres, pas comme un toxico qui souffre *en plus* d'autre chose.

Des débats passionnants certes, mais que pouvions-nous en faire ? Comment raconter une telle aventure sans lui faire perdre sa substance en la réduisant à quelques recommandations ? Finalement, le document de restitution des États généraux a été présenté en trois parties. La première raconte les États généraux, un peu comme je viens de le faire. La deuxième prend la forme d'un *verbatim* pour préserver autant que possible la force des témoignages. La troisième réunit les recommandations du Comité national d'orientation, des recommandations transversales, parce qu'on n'a pas voulu réduire les États généraux à un catalogue.

Lorsqu'on relit ce document aujourd'hui, il reste d'une actualité brûlante : tous les sujets sont au cœur de nos débats actuels. Toutes les remarques sur l'information, le rôle des patients, la relation patient-médecin gardent leur pertinence, même si elles sont éclairées d'un jour différent par les nouveaux outils numériques.

Jamais la vision n'a été nostalgique : les patients ont au contraire intégré les nouvelles perspectives thérapeutiques. Ils ont compris que la médecine devenait enfin efficace… ce qui explique leurs exigences. Certains médecins déplorent cette pression des patients, l'assimilant à une forme de consumérisme qu'ils jugent incompatible avec leur vision de la relation médecin-malade. C'est une erreur d'analyse : les patients ne mettent pas les professionnels de santé en cause, ils ne font pas preuve de suspicion à leur égard, ils ont simplement pris conscience des possibilités thérapeutiques et veulent en bénéficier. Ils n'acceptent plus les pertes de chances liées à une mauvaise organisation, à un retard de diagnostic, à une orientation défaillante, comme ils n'acceptent plus une relation fondée sur un paternalisme dépassé.

C'est le progrès médical qui a conduit, peu à peu, à remettre en cause la seule obligation de moyens. Lorsqu'on sait que le respect des bonnes pratiques, des dernières avancées de la science permet un résultat mesurable, comment ne pas demander des comptes si le résultat n'est pas au rendez-vous ? Il ne s'agit pas d'une exigence nouvelle des patients qui résulterait d'une mise en cause du pouvoir des médecins, mais plus simplement d'une demande qui est la conséquence logique du progrès médical.

Certains ont cru y voir de la colère. Ce n'était pas le cas, du moins ce n'était pas une colère revendicative. La seule colère exprimée l'était face à l'absence d'écoute. Surtout, beaucoup ont pris conscience qu'ils n'étaient pas seuls à ressentir ce manque de considération qu'ils n'osaient pas toujours exprimer.

Les États généraux ont été l'expression collective de frustrations individuelles – et donc du partage de ces frustrations. C'est pour cela que l'on a parlé de l'« émergence d'une nouvelle forme de démocratie sanitaire ». Ce n'était pas un cri de colère contre les professionnels de santé, mais une incompréhension devant l'absence de réponse face aux difficultés rencontrées, absence de réponse due au fait que les questions posées n'étaient pas les bonnes, comme à Rennes.

Beaucoup de professionnels ont accompagné ce mouvement pour changer les pratiques, faire évoluer les mentalités, faire comprendre que les revendications des patients étaient mieux acceptées dès lors qu'elles n'étaient pas vécues comme une agression. Je pense surtout à Bernard Glorion, qui était alors président du Conseil national de l'Ordre des médecins. Il m'a souvent répété combien les États généraux avaient été déterminants pour les médecins et avaient fait évoluer la perception des attentes des patients.

C'est un mouvement important qui a été enclenché par les États généraux, mobilisant 200 000 personnes entre l'automne 1998 et le printemps 1999. Beaucoup de souvenirs me reviennent. Par exemple les propos d'un malade atteint d'une pathologie chronique qui expliquait : « On ne peut plus mettre le temps de la maladie entre parenthèses, comme on pouvait le faire avant. Il faut donc réfléchir à la socialisation de la maladie. La maladie fait partie de la vie. » On ne peut exprimer de manière plus claire ce qu'est une maladie chronique aux yeux du patient.

Les experts en santé publique appellent « transition épidémiologique » le passage des maladies infectieuses aux pathologies chroniques, mais le vécu des patients est beaucoup plus concret. « Le temps de la maladie ne peut plus être mis entre parenthèses » : cela veut dire qu'il faut s'organiser pour vivre avec la maladie, que le médecin doit comprendre et accepter que le malade devienne un expert de sa maladie, que le malade peut exprimer ses attentes, que le bien-être, la relation à l'autre, le maintien dans le monde du travail, dans la société deviennent aussi importants que la prise en charge médicale.

« IL FAUT S'ORGANISER POUR VIVRE AVEC LA MALADIE. LE MÉDECIN DOIT COMPRENDRE ET ACCEPTER QUE LE MALADE DEVIENNE UN EXPERT DE SA MALADIE.

Les mots-clés

Souvenons-nous des cinq mots-clés des États généraux, ceux qui revenaient, en boucle, quel que soit le sujet traité…

Une première notion était « **information et transparence** ». Les patients étaient convaincus que l'ère du secret était révolue. L'information était déjà devenue un outil de dialogue, un outil d'échanges. Beaucoup d'interventions portaient sur le jargon médical, perçu par les patients, comme tous les jargons professionnels, comme une protection des initiés, une protection pour les médecins. Les malades voulaient tout simplement comprendre de quoi ils souffraient. Ils voulaient pouvoir poser des questions. Ils auraient aimé que leur médecin leur propose lui-même de venir avec leur conjoint, leurs enfants, une personne de confiance pour mieux comprendre, pour dialoguer plus facilement. Ne plus jargonner, c'est aussi respecter le patient qui est en face de vous.

Et voici le deuxième mot-clé : « **respect** ». Je suis une personne, un être humain, pas seulement un organe malade. Même les soignants nous ont expliqué qu'ils en avaient assez de cet oubli de la personne. Un brancardier racontait : « Quand le bloc opératoire nous appelle, on nous dit : "Descends la jambe" ou "Descends le bras", préférant nommer l'organe qui va être opéré plutôt que la personne. »

Nous touchions du doigt la souffrance qu'engendre une médecine qui se réfugie derrière la technique, derrière les organes, qui multiplie les écrans entre le malade et le soignant, ou qui protège le soignant autant, sinon davantage, que le malade. Ce n'est pas ce que ressentent les soignants, qui sont persuadés d'agir dans l'intérêt de leurs malades. Mais ce que le médecin pense bon pour le malade n'est pas forcément ce que veut le patient. On ne peut respecter sa volonté si on ne commence pas par faire l'effort de la connaître.

Troisième mot-clé : « **prévention** » – abordée là encore de manière extrêmement pragmatique. Il faut écouter ceux qui vivent au jour le jour, qui ne savent pas de quoi sera fait demain, expliquer pourquoi la prévention ne les concerne pas. Pas de révolte dans les propos, mais des demandes concrètes, le besoin d'approches *ad hoc*, ciblées, la nécessité de nouveaux métiers d'intermédiation, des objectifs limités, adaptés, mesurables, qui permettent de progresser pas à pas. La « dictature » de l'égalité formelle, l'ombre de la stigmatisation derrière toute mesure de ciblage sont à l'origine de bien des inégalités évitables.

Le quatrième mot-clé était « **accessibilité** ». Et cela ne s'est pas limité à l'accessibilité financière. C'est lors de ces débats que l'on a perçu à quel point nous nous trompions lorsque nous placions la proximité pour des actes techniques sur le même plan que le maintien du lien avec un enfant handicapé, un parent vieillissant.

Les uns et les autres

Cela m'amène au dernier mot-clé : « **participation** ». C'était l'exercice que les participants expérimentaient avec passion, le fait d'être entendus, de comprendre que même dans la maladie, même en situation de faiblesse – et surtout dans ce cas-là –, on avait besoin des autres, du collectif, de ne pas rester seul sans pouvoir parler de ce que l'on ressentait.

Je reviens sur la maturité des témoignages, la distinction qui était toujours faite entre les femmes et les hommes qui se consacrent aux autres, jamais remise en cause, et les insatisfactions nées de la mauvaise organisation. Ce ne sont pas les hommes qui ont été mis en accusation, c'est le système.

Il n'y a pas eu non plus de discours corporatistes qui auraient uni les soignants face aux malades. Les plus présents dans les États généraux ont été les personnels soignants directement au contact des malades, ceux qui reçoivent les confidences de ces derniers plus souvent que les médecins. Ils ont fréquemment joint leurs voix à celles des personnes malades. Ils semblaient dépositaires d'une parole que les médecins n'entendaient plus. Pour beaucoup de ces soignants, les États généraux ont été l'occasion d'exprimer leur ressenti, ce qu'ils n'arrivaient pas à faire aussi facilement dans le cadre professionnel.

Les médecins ont été l'ensemble le moins homogène : le spectre des réactions était très large, des plus positifs, comme Bernard Glorion, aux plus réticents, qui ont vécu les États généraux comme une agression, une remise en cause, et se sont enfermés dans une position très défensive. C'est une position qui perdure en partie, davantage dans les organisations représentant les médecins que chez les médecins eux-mêmes. Mais nous sommes aujourd'hui au creux de la vague : les associations de patients peinent à trouver un second souffle, il est toujours plus difficile d'exercer des droits que de les revendiquer.

Savoir représenter les patients

Nous n'avons pas suffisamment réfléchi à l'organisation de la représentation des patients. L'approche est trop quantitative : on compte les représentants de patients dans les institutions. On veille à ce qu'il y en ait partout, mais on ne s'interroge pas assez sur ce qu'ils peuvent apporter, sur leur valeur ajoutée, sur la meilleure utilisation possible de ce regard différent.

Une présence systématique, pas toujours utile, a deux effets négatifs. Le premier, c'est le côté chronophage de ces représentations multiples, auquel on est tenté de répondre par une professionnalisation de la représentation des patients qui risque de lui faire perdre sa spontanéité, sa force, sa liberté de parole. L'important est moins dans la représentation que dans l'interpellation.

Le second effet négatif, c'est le risque d'instrumentalisation. Lorsqu'un représentant de patients se met à jargonner, à parler comme les professionnels au milieu desquels il siège, il est temps de le remplacer. C'est la première manifestation d'une sorte de syndrome de Stockholm, cette empathie que développent certains otages à l'égard de leurs geôliers. Les représentants des patients sont absorbés par le système, par l'institution et perdent ainsi la distance nécessaire. Il faut retrouver la force du pouvoir d'interpellation des associations, même si cela dérange.

J'ai moi-même contribué à cette dérive. Responsable pendant six ans de la représentation des patients dans les diverses commissions et autres groupes de travail à la HAS, j'ai accompagné les demandes d'une présence quasi systématique avant d'en voir les limites. Est-il utile d'avoir un représentant des patients dans un groupe de travail très technique, dans lequel ce dernier aura du mal à trouver sa place faute d'une maîtrise suffisante du sujet traité ?

La réponse est négative dans de nombreux cas où la présence systématique des représentants d'usagers pourrait être avantageusement remplacée par une concertation en amont de la constitution du groupe qui permettrait, par exemple, d'intégrer des professionnels de la qualité de vie, des représentants des sciences humaines, des gens auxquels les spécialistes n'auraient pas pensé. C'est parfois ainsi que l'on peut le mieux prendre en considération les attentes des patients.

Il ne s'agit pas de mettre des représentants de patients partout : il faut qu'ils soient au bon endroit, et surtout les associer en amont, y compris sur des questions de méthodologie. Il faut s'interroger sur les méthodes de représentation mais aussi répondre aux interrogations sur la légitimité et l'indépendance financière des associations.

Dans le groupe de travail, dont l'animation m'avait été confiée à l'issue des États généraux, pour élaborer des recommandations sur « la place des usagers dans le système de santé[1] », tout le monde était conscient de l'enjeu que représentait l'indépendance des associations. La proposition d'un financement public, aux conséquences budgétaires dérisoires, figurait en bonne place dans le rapport. Malheureusement, si les propositions de notre rapport ont été presque intégralement reprises dans le titre 3 de la loi sur les droits des personnes malades, le financement des associations a été écarté ; cela à cause d'une vision comptable de court terme qui a déjà coûté beaucoup plus cher à la collectivité – tant il est difficile de résister à la pression des industriels du médicament lorsqu'ils trouvent un allié dans des associations qui risquent d'autant plus d'être instrumentalisées que la pathologie est grave et sans réponse thérapeutique.

Toutes les associations ne sont pas dépendantes financièrement ou intellectuellement des laboratoires pharmaceutiques. Les laboratoires ne passent pas leur temps à mettre sur le marché des produits inutiles, tant s'en faut. Mais tout le monde gagnerait, y compris l'industrie pharmaceutique, à éviter les conflits d'intérêts qui ne font que nourrir une suspicion dont souffre toute la filière du médicament.

Les politiques

Soulignons d'abord que, si la loi du 4 mars 2002 sur les droits des malades a été votée à la quasi-unanimité des parlementaires, c'est parce que Bernard Kouchner a pu porter ce projet lors de trois passages successifs au ministère de la Santé : une première fois d'avril 1992 à mars 1993, une

1. « La place des usagers dans le système de santé », rapport et propositions du groupe de travail animé par Étienne Caniard, 2001.

deuxième de juin 1997 à juillet 1999 – qui a permis la tenue des États généraux de la santé –, et une troisième de 2001 à 2002 pour faire voter la loi.

Bernard Kouchner avait, ce qui n'a pas été le cas de tous les ministres de la Santé, le souci de ne pas être le ministre des seuls professionnels de santé, mais aussi celui des malades. C'était également le cas de son entourage, notamment Didier Tabuteau, qui a été un infatigable animateur des équipes qui ont accompagné Bernard Kouchner dans cette aventure. Les ministres qui laissent une trace sont d'ailleurs souvent ceux qui se sont investis sur un sujet qu'ils ont porté avec persévérance, opiniâtreté.

Donner de la visibilité aux droits des malades en rassemblant des dispositions éparses, en les complétant, en les mettant en cohérence était le grand projet de Bernard Kouchner. Il l'a imposé au milieu d'un scepticisme général, notamment celui de Martine Aubry, dont il dépendait. Cette dernière avait davantage une vision du système de santé qui s'appuyait sur la prééminence du rôle de l'État. Cette conception est une sorte de miroir étatique du paternalisme médical. L'État sait ce qui est bien pour vous, pourquoi s'embarrasser de la parole des patients ?

Le gouvernement a mieux compris l'importance des États généraux… devant leur succès, les remontées du terrain et des élus locaux. Le Premier ministre, Lionel Jospin, a tenu à s'impliquer en participant à la clôture et en fixant la feuille de route pour la loi sur les droits des malades qui a vu le jour deux ans plus tard.

Aujourd'hui, un élan de même nature est nécessaire. Notre système de santé progresse mais se heurte à des cloisons de verre, invisibles aux yeux de la plupart, mais infranchissables, cloisons qui sont le résultat de l'absence d'organisation. Chacun travaille dans son coin, défend son pré carré au moment où la révolution numérique rend les coopérations plus faciles et offre l'occasion d'une transversalité qui fait tant défaut.

Deux chantiers s'imposent : la recherche d'une organisation qui évite les pertes de chances pour les patients, qui permette de construire une médecine ambulatoire avec des plateaux techniques de ville et des soins de premier recours pour diminuer le poids de l'hôpital ; et, second chantier, comme le rappellent plusieurs des acteurs des États généraux et de la loi sur les droits des malades, initier une démarche similaire pour les droits sociaux, dans un souci d'effectivité des droits, c'est-à-dire la possibilité pour chacun d'y avoir recours. Et surtout lancer une réflexion collective pour savoir de quelles protections la population a aujourd'hui besoin.

La démocratie : la solution ?

Le mot « démocratie » est sensible lorsqu'on parle de santé. L'expression était très présente lors des États généraux. Mais on a parfois tendance à d'autant plus nommer les choses qu'elles sont absentes. Il était plus facile de parler de « démocratie sanitaire » comme d'un objet de revendication que de l'exercer au quotidien, alors qu'elle est souvent considérée comme un luxe inutile dans les périodes de tensions budgétaires.

L'espérance portait la démarche. Nous avons souvent entendu des comparaisons avec les ordonnances de 1945. Je me souviens d'une personne, au cours d'une réunion, qui avait soulevé l'enthousiasme des participants en affirmant que les efforts pour développer les droits des malades ne pourraient s'arrêter parce qu'ils avaient rendu aux malades une dignité en les reconnaissant comme des personnes, de la même manière que l'ambition d'universalité de la Sécurité sociale avait mis fin à une forme de stigmatisation.

La comparaison est sûrement excessive, mais les États généraux, la loi sur les droits des personnes malades sont des actes fondateurs, des ruptures qui marqueront l'histoire sanitaire. Il y a un avant et un après, même si tout n'a pas changé.

Conclusion

Débattre, encore débattre, toujours débattre

L'échange n'a jamais été aussi nécessaire pour que nos institutions soient préservées, respectées. Ce n'est pas parce que les mots sont parfois galvaudés qu'ils perdent leur force, leur sens ou leur beauté. La « démocratie sanitaire » est-elle une expression juste ? Je n'en suis pas sûr. Mais je sais que la lutte contre les inégalités passe par l'éducation et la santé – enjeux essentiels mais aussi domaines dans lesquels l'appropriation, l'implication des citoyens sont aussi difficiles qu'indispensables.

Les « sachants » d'un secteur comme de l'autre, les enseignants ou les médecins, sont souvent gênés par l'irruption des citoyens, des utilisateurs, des élèves ou de leurs parents pour l'école, des malades pour le secteur sanitaire. Ce sont deux secteurs dans lesquels nous avons besoin de démocratie participative. Elle ne doit pas se substituer à la démocratie élective, représentative, mais la nourrir, lui donner sens et consistance.

La crise de la démocratie élective que nous connaissons, l'absence de confiance dans ceux que pourtant nous choisissons pour nous représenter ne trouveront d'issue que dans le développement de la participation, du débat public. On ne peut résumer la démocratie à la désignation de représentants tous les cinq ans, auxquels on délègue tout pour mieux les critiquer ensuite, ne trouvant d'autres solutions qu'un changement permanent… avec une prime pour ceux que l'on n'a jamais « essayés » !

Débattre pour décider

Beaucoup ne croient plus à l'échange, aux débats… C'est aussi une question de méthode. Des débats qui ne donnent lieu à aucune décision sont évidemment démobilisateurs et décourageants. Des décisions mal expliquées, non débattues, ne peuvent être comprises. Les États généraux de la santé nous apportent beaucoup d'enseignements. L'État a fourni une impulsion, a proposé un cadre suffisamment souple et incitatif pour donner l'envie de s'engager mais permettre aussi aux différents acteurs de l'utiliser comme ils le souhaitaient. Et, surtout, ces moments d'échange ont abouti à des décisions. Trop d'encadrement aurait conduit à un échec, l'absence de concrétisation aurait transformé les États généraux en bavardages.

Les pouvoirs publics doivent comprendre que, si leur rôle d'impulsion d'abord, d'arbitrage ensuite, est essentiel, ils doivent aussi savoir s'effacer devant les acteurs. C'est la condition pour que ces derniers prennent leurs responsabilités. La santé ne sera jamais gérée de manière centralisée : il faut faire confiance aux acteurs et leur fournir un cadre. L'État doit assumer son rôle de régulateur, y compris dans l'organisation des débats. Or, aujourd'hui, les pouvoirs publics en ont toujours peur : de ne pas les maîtriser, de déclencher une vague revendicatrice qui va se heurter aux contraintes budgétaires.

Les États généraux auraient pourtant dû rassurer nos gouvernants. Anticiper, débattre, expliquer les décisions est toujours gagnant.

Est-ce rêver que d'imaginer des ministres porteurs d'un ou deux sujets, auxquels ils se consacreraient totalement en laissant la gestion quotidienne à leurs administrations, souvent compétentes mais mal utilisées ? Sortons des « programmes catalogues » qui ne sont lus que pour regarder ce qui y manque. Acceptons de hiérarchiser, de prioriser les sujets, ensuite il sera plus facile d'identifier les parties prenantes, d'organiser la réflexion et de trancher.

Au début de l'année 2016, un grand débat sur la vaccination a été annoncé. Il fait écho aux préoccupations exprimées dans le deuxième chapitre de ce livre. Mais va-t-il tenir ses promesses ? Va-t-il bénéficier du portage politique qui est indispensable pour sa réussite ? Va-t-il être suivi de décisions ? Je souhaite bien sûr que des réponses positives soient apportées à ces questions essentielles pour améliorer la santé des populations, même si l'expérience nous enseigne que constance et persévérance font souvent défaut dans la vie politique.

Les sujets traités dans ce livre ne sont probablement pas les seules urgences du monde sanitaire et de la protection sociale. Mais ils sont des exemples de leviers indispensables au changement. Il est essentiel pour une ou un ministre de la Santé d'identifier les quelques leviers sur lesquels agir… et de s'y tenir pour espérer obtenir des résultats. Et pourquoi ne pas commencer par organiser un débat sur le choix de ces leviers, avec la population, les professionnels de santé, pour en faire les acteurs du changement ?

Le débat a aussi l'avantage de mettre en avant les innovations développées dans les territoires, sur le terrain. Plutôt que de prendre de front les conservatismes, ou les peurs, ne vaudrait-il pas mieux valoriser ce qui fonctionne ? Les innovations foisonnent, il suffit de sortir de son bureau et d'écouter, de regarder pour le constater. J'ai vérifié lors de ma présidence à la tête de la Mutualité française que le changement ne vient pas d'en haut : il naît des initiatives locales, de la créativité de ceux qui sont au plus près des difficultés. Le rôle d'une fédération est, toutes proportions gardées, de même nature que celui de l'État. Son ambition doit être de favoriser l'éclosion des projets novateurs et de permettre leur reproduction. Celui de l'État est d'organiser mais aussi de réguler – double rôle souvent défini par l'expression « État stratège ».

C'est un rôle à la fois plus noble et plus difficile que de vouloir faire à la place des acteurs, par manque de confiance. Il requiert des compétences nouvelles, une fonction publique plus ouverte au secteur privé, avec des allers et retours favorisant le croisement des cultures et des compétences.

C'est un nouveau rôle qui exige aussi que nous nous donnions les moyens d'une mise en perspective. La planification, souvent assimilée à un étatisme désuet, doit retrouver ses lettres de noblesse. Planifier, c'est d'abord se doter d'un outil qui permette de mesurer les écarts par rapport aux prévisions, de réajuster les politiques, ce qui est impératif en période de changement rapide. Dessiner les perspectives qui donnent de la visibilité aux acteurs, qui les mettront en mouvement et les sortiront d'un repli sur eux-mêmes auquel personne n'échappe, est la première condition pour sortir de l'immobilisme dans lequel est enfermé notre système de santé.

Notre société ne fonctionne pas si mal, la solidarité existe : si l'immense majorité d'entre nous n'était pas convaincue de l'importance du respect des règles communes, nous sombrerions très vite dans le chaos. Regardons ce qui fonctionne. Non pour occulter, oublier les difficultés, mais simplement pour capitaliser sur nos acquis. Changeons de regard sur la santé, ne considérons plus comme immuable ce à quoi nous sommes habitués, et l'avenir du système de santé nous apparaîtra sous un autre jour, plus souriant. Demain sera meilleur si nous sommes capables de poser les bonnes questions, d'organiser des lieux d'échanges, de débats publics… Non pas débattre pour le plaisir de débattre, mais débattre pour trouver des solutions. Cessons de considérer que nous sommes dans une société dans laquelle les hommes ne peuvent être acteurs de leur propre bonheur. Ma conviction est que l'on est sorti de l'ère du « tout-État », où celui-ci, telle une puissance supérieure, était censé régler les problèmes à notre place… nous laissant le rôle confortable du critique !

J'ai la chance, par mes fonctions d'hier, d'aujourd'hui – et je l'espère de demain –, d'être au cœur de ces débats, d'échanger avec beaucoup d'acteurs du système : chacun se pose les mêmes questions, mais personne ne veut faire le premier pas. Tous sont enfermés dans des logiques institutionnelles. Les professionnels de santé ou plutôt leurs organisations préfèrent la rente et la nostalgie au changement. Les mutuelles non plus n'échappent pas toujours à la tentation du repli sur soi, qui donne invariablement le même résultat : privilégier la logique institutionnelle au détriment des finalités ! Je le sais, il n'est pas facile d'aborder ces questions dans un monde de compétition économique, de concurrence. Les responsables mutualistes souffrent d'être mis dans des situations dans lesquelles la vertu et l'intérêt général sont économiquement pénalisés. C'est le cas de beaucoup d'acteurs.

Valoriser la performance sociale comme la performance économique, s'inscrire dans la durée, mettre chacun en situation d'exercer ses responsabilités, tels sont les défis que nous devons relever pour être mieux soignés demain.

MIXTE
Papier issu de sources responsables
FSC® C003309

Les papiers utilisés dans cet ouvrage
sont issus de forêts responsablement gérées.

Mis en pages par Soft Office – Eybens (38)
Imprimé en France par Normandie roto Impression s.a.s à Lonrai
Dépôt légal : juin 2016
N° d'édition : 4940 – N° d'impression : 1602186
ISBN 978-2-7491-4940-0